L'ayurvéda

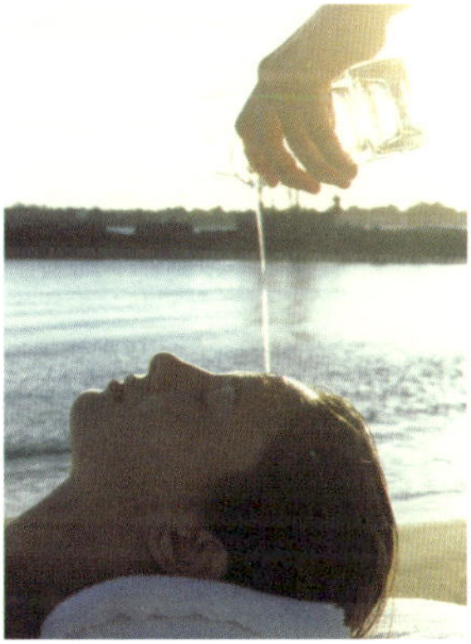

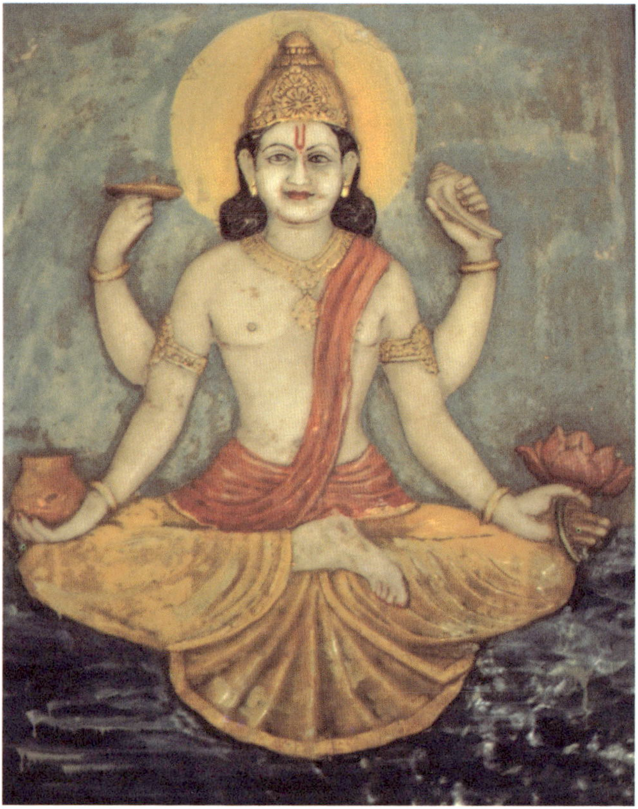

Dhanwantari - le fondateur de l'ayurvéda

L'ayurvéda

Des remèdes et des inspirations pour votre bien-être

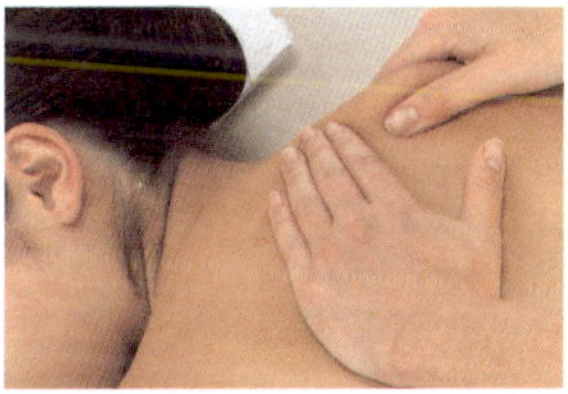

Dr Donn Brennan

evergreen

L'ayurvéda

Dr Donn Brennan

EVERGREEN is an imprint of
TASCHEN GmbH

Hohenzollernring 53, D-50672 Köln
www.taschen.com

Titre original : Live better : Ayurveda

Responsable de la conception graphique : Manisha Patel
Assistée de : Justin Ford
Responsable éditoriale : Grace Cheetham
Assistée de : Kirsty Seymour-Ure
Recherche iconographique : Susannah Stone

Production : Print Company Verlagsges.m.b.H., Vienne
Traduction : Emeline Drouzy

Couverture de l'édition française : Elixyz Desk Top
Publishing, Groningen, Pays-Bas

ISBN-13 : 978-3-8228-5118-0
ISBN-10 : 3-8228-5118-3

Imprimé en Malaisie par Imago

Note de l'éditeur
Il est recommandé de consulter un médecin avant de suivre ou de pratiquer les conseils qu'apporte cet ouvrage, et plus particulièrement si vous avez des problèmes de santé ou si vous souffrez de certaines affections. L'éditeur et l'auteur n'acceptent aucune responsabilité en cas de blessures ou autres problèmes qui pourraient résulter de l'utilisation des méthodes thérapeutiques décrites ou mentionnées dans ce livre.

Dans ce livre, vous trouverez l'abréviation ANE signifiant Avant Notre Ere (équivalent à avant Jésus-Christ).

sommaire

Introduction 6

Chapitre 1 **L'ayurvéda aujourd'hui 8**

• L'histoire de l'ayurvéda 10 • Autres approches védiques 12 • Qu'est-ce que l'ayurvéda? 14 • Connaissance de la vie 16 • Inspirations 18 • Les cinq éléments 20 • Science moderne et science védique 22 • La perspective ayurvédique 24 • Thérapies ayurvédiques 26 • Créer la santé 28 • Définition ayurvédique de la santé 30 • La vérité de l'ayurvéda 32

Chapitre 2 **Les trois doshas 34**

• Qu'est-ce que vata? 36 • Qu'est-ce que pitta? 38 • Qu'est-ce que kapha? 40 • Inspirations 42 • La personne vata 44 • La personne pitta 46 • La personne kapha 48 • Inspirations 50 • Equilibre et déséquilibre de vata 52 • Equilibre et déséquilibre de pitta 54 • Equilibre et déséquilibre de kapha 56 • Comprendre votre nature 58 • Inspirations 60

Chapitre 3 **La voie de la santé 62**

• Soigner votre digestion 64 • Apprécier les aliments 66 • Choisir les bons aliments 68 • Exercice pour les types vata 70 • Exercice pour les types pitta 72 • Exercice pour les types kapha 74 • Inspirations 76 • Les stades de la maladie 78 • Consulter un praticien 80 • Stratégies de traitement 82 • Eliminer les toxines 84 • Massage 86 • Plantes et toniques 88 • Inspirations 90 • Santé de l'esprit 92 • Corps, pensée et esprit 94 • Vous nourrir vous-mêmes 96 • Inspirations 98

Chapitre 4 **Les cycles ayurvédiques 100**

• Kapha dans le cycle de la vie 102 • Pitta dans le cycle de la vie 104 • Vata dans le cycle de la vie 106 • Inspirations 108 • Kapha dans le cycle de l'année 110 • Pitta dans le cycle de l'année 112 • Vata dans le cycle de l'année 114 • Le cycle de la journée 116 • Le cycle de la nuit 118 • Cycles sains 120 • Votre défi 122 • Inspirations 124

Index 126

Crédits photographiques/Remerciements 128

Introduction

Le mot *ayurvéda* signifie « connaissance de la vie ». Quel est le but de l'ayurvéda ? Ajouter des années à votre vie et de la vie à vos années.

L'ayurvéda est un système de santé traditionnel qui s'est développé en Inde il y a des millénaires. Basé sur une connaissance profonde des dynamiques structurant toute la vie, l'ayurvéda vit aujourd'hui un renouveau, habilitant les personnes à se soigner elles-mêmes.

La santé, naturelle, est un état d'équilibre. Il est simple de vivre sa vitalité et sa joie d'équilibre car être équilibré nécessite peu d'énergie. Créer un déséquilibre esprit-corps requiert de l'effort : créer une maladie implique beaucoup d'énergie et de ressources. Dépensez un tout petit peu d'énergie et de temps à assimiler et à utiliser l'ayurvéda et vous retrouverez et maintiendrez votre état de santé naturel.

L'ayurvéda entretient l'esprit et le corps. De même que négliger l'entretien de sa voiture et la malmener entraîne des problèmes, négliger le fonctionnement de son esprit-corps et le traiter sans égards crée un déséquilibre croissant qui mène à la maladie.

Le savoir de l'ayurvéda est capital en cas de maladie. La douleur, signal de détresse et de déséquilibre, avertit que quelque chose ne va pas. Si nous ne comprenons pas ce qu'elle nous indique pour recréer l'équilibre, elle s'amplifie. L'ayurvéda permet de comprendre ce que signifie la douleur et comment agir pour guérir.

Le chapitre 1 décrit l'histoire et l'optique de l'ayurvéda. Le chapitre 2 explique les trois principes ayurvédiques structurant et soutenant la vie. Le chapitre 3 vous expose la façon de jouir de la santé du corps, de la pensée et de l'esprit en maintenant ces principes équilibrés en vous, et leur utilisation pour vous soigner en cas de maladie. Le chapitre 4 enfin étudie les cycles ayurvédiques et leur impact sur nos vies.

Je vous invite à lire et à apprendre comment créer équilibre et santé en découvrant ce qui est bon pour vous : quotidien, loisirs, sport, alimentation et style de vie appropriés, pour retrouver un état de vie naturel dans la joie, l'amour, le bonheur, l'harmonie et la santé.

Chapitre 1

l'ayurvéda aujourd'hui

L'ayurvéda, la tradition de santé la plus ancienne connue au monde, vit actuellement un fort renouveau non seulement dans son pays natal, l'Inde, mais aussi dans le monde car il peut répondre aux besoins de notre temps. Les mots sanscrits *ayus* et *veda* juxtaposés signifient « connaissance de la vie ».

L'ayurvéda est un système médical complet qui a évolué au fil du temps, intégrant des siècles de sagesse tirée de l'expérience. Médecine holistique par excellence, l'ayurvéda décrit tous les aspects de la santé – physique, mentale, spirituelle, sociale, environnementale – tous des aspects du lien entre individu et univers, et comment les manier pour générer la santé. Sont sous-entendues l'importance du style de vie, les habitudes alimentaires et leur variation adéquate en fonction des saisons, puis sont décrits le traitement et la gestion des maladies. Malgré l'ancienneté de ce système, la science moderne a validé les bienfaits de nombreuses plantes ayurvédiques.

Alors que l'ayurvéda est un système complet et complexe, ses principes fondamentaux sont simples et pratiques. Il est facile de les intégrer dans votre vie et de créer une meilleure santé pour vous et les vôtres. L'ayurvéda entretient la santé aussi bien qu'il soigne en cas de maladie, il vous permet de reconnaître votre nature et de vivre à fond.

L'HISTOIRE DE L'AYURVEDA

Bien que les origines de l'ayurvéda se perdent dans la nuit des temps, il semblerait que les principes sur lesquels sont basées nos vies aient été transmis de père en fils dans les familles consacrées à la santé il y a plus de 2500 ans, avec des méthodes d'entretien de la santé, valables aujourd'hui comme hier.

En 3000 ANE, la Vallée de l'Indus, actuels Pakistan et Inde occidentale, comptaient les plus grandes villes mondiales. C'est peut-être là qu'est né l'ayurvéda. Le Rig-Veda, premier des quatre textes sacrés hindous et document écrit le plus vieux du monde, donne des descriptions de chirurgie, de prothèses et l'utilisation de 67 plantes. Vers 1200 ANE, on énumérait 100 maladies et 8 spécialités médicales. La littérature védique s'est développée en différentes branches scientifiques et selon les historiens, l'ayurvéda, science védique de guérison, a été formulée vers 500 ANE telle que nous la connaissons maintenant.

Au IIIe siècle ANE, le roi bouddhiste Ashoka gouvernait la majorité de l'Inde. Les villes avaient des jardins de plantes médicinales et les hôpitaux ayurvédiques dispensaient des médicaments gratuits. Ashoka soutint l'expansion de l'ayurvéda en Asie de l'est, catalysant le développement de la médecine chinoise. En même temps, le physicien grec Hippocrate élaborait des idées similaires. Des textes ayurvédiques traduits vinrent stimuler le développement de la médecine arabe influençant ensuite la médecine en Europe.

On supprima l'enseignement et la pratique de l'ayurvéda vers le XIIe siècle en Inde alors sous domination musulmane puis britannique. Il ne réapparut qu'au début des années 1900. En Inde aujourd'hui, plus de 300000 praticiens de l'ayurvéda, ou *vaidyas*, traitent 60 pour cent des Indiens qui utilisent l'ayurvéda comme premier système de santé. Le gouvernement indien commence à sérieusement promouvoir ce système médical indigène.

Ceci est en partie dû à l'intérêt international croissant. Les cours d'ayurvéda et les associations de praticiens fleurissent partout en Occident et au Japon, donnant un nouveau statut à cet ancien système.

AUTRES APPROCHES VEDIQUES

Six écoles de philosophie védique enseignent une logique cohérente de l'ayurvéda, qui avec toutes les autres sciences védiques partagent la même vision : vous êtes une personne spirituelle avec une structure physique et non un corps physique projetant un esprit. Selon elles, la vie s'exprime à partir d'une source intérieure de conscience pure, et cette idée, avec la connaissance védique appropriée, doit vous aider à mener une vie accomplie.

Stapathya-veda est science de l'architecture védique : construction des maisons et urbanisme suivant les principes naturels. Vivre dans de tels bâtiments est censé améliorer la santé. Ghandharva-veda, connaissance védique de la musique, décrit différents rythmes et musiques d'époques variées. Ecouter de la musique à un moment donné régule les rythmes du corps selon ce moment, améliorant ainsi la santé. Jyotish, l'astrologie védique, concerne le lien de l'homme avec l'univers et propose des prescriptions de gemmes et *yagyas*, formules réalisées par les *pandits* védiques, ou prêtres.

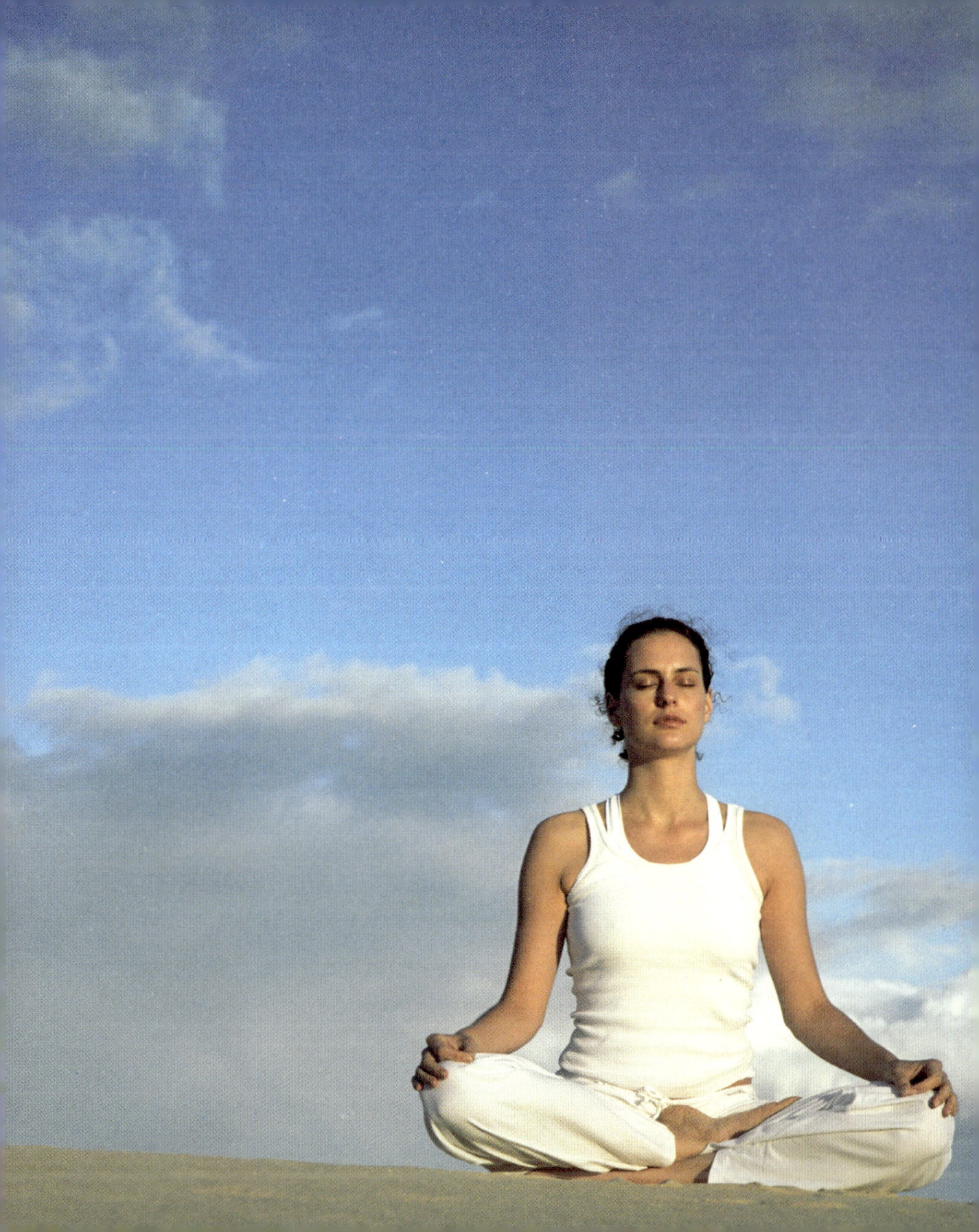

QU'EST-CE QUE L'AYURVEDA?

La variété pimente la vie : soleil pour certaines plantes, ombre pour d'autres ; sol sableux pour les unes, terre humide et marécageuse pour d'autres. L'ours polaire prospère en Arctique et les lézards dans le désert.

De même, les êtres humains ont des natures et des besoins différents. Or, ces différences qui varient et égayent la vie montrent que ce qui sied à l'un ne sied pas forcément à l'autre. Pour avoir la santé, nous devons chacun connaître notre nature propre et les choses bonnes (et mauvaises) pour nous. Nous serions sinon comme ces automobilistes ignorant le carburant et l'huile nécessaires à leur véhicule ou quand passer à la révision.

Un système de santé complet doit nous comprendre nous et l'univers qui nous entoure, ainsi que le lien entre l'univers et nous. Parmi toutes les possibilités disponibles, il doit être en mesure de nous montrer comment choisir ce dont nous avons besoin et comment éviter ce dont nous n'avons pas besoin pour accéder à la santé et au bonheur. L'ayurvéda est un système pratique qui nous aide à nous comprendre nous-mêmes mais aussi notre relation au monde. Il peut nous enseigner comment entrer en rapport avec nous-mêmes au plus profond, nous aimer et prendre soin de notre corps physique, et aussi aimer et respecter les plantes, les animaux et la nature environnante dans laquelle nous puisons notre santé.

L'outil-clé en ayurvéda est la classification des trois principes fondamentaux, *vata*, *pitta* et *kapha*. Ils déterminent les qualités individuelles de chaque personne et leurs rapports avec leur milieu. De ces principes vous pouvez choisir les éléments adaptés pour créer un équilibre dans votre vie. Comme l'a montré la science moderne, la nature a des schémas : les événements ne surviennent pas de façon totalement aléatoire. Une fois ces schémas et principes compris, nous pouvons faire de grands progrès en exploitant les liens entre l'univers et nous. Cela ne signifie pas seulement découvrir l'électricité ou les secrets de la navigation aérienne, mais cela signifie aussi découvrir le schéma de santé parfaite dans nos propres vies, la modification la plus excitante de toutes en quelque sorte.

CONNAISSANCE DE LA VIE

Pour profiter pleinement de la vie, vous devez être en parfaite santé. Millénaire, la « connaissance de la vie » de l'ayurvéda vous permet de contrôler votre santé.

Comme nous le verrons, toute chose dans la vie et dans l'univers a des qualités : la nourriture, chaude ou froide, huileuse ou sèche, lourde ou légère ; le temps, humide ou sec ; votre entourage, gai ou ennuyeux ? Les propriétés de tout ce qui vous entoure interagissent avec les vôtres, améliorant ou perturbant votre santé.

Peut-être êtes-vous une personne chaleureuse et compatissante? Pondérée ? Rapide ? L'ayurvéda vous décrit en termes de qualités, aussi bien le corps, l'esprit, les émotions que la personne entière.

Les qualités opposées s'équilibrent, et selon l'ayurvéda, le secret de la santé, c'est l'équilibre. Si vous avez froid, vous allez spontanément vers la chaleur. Si vous avez trop mangé à un repas, vous allégez le suivant. En connaissant vos qualités et en les maintenant équilibrées, vous pourrez choisir comment être en meilleure santé.

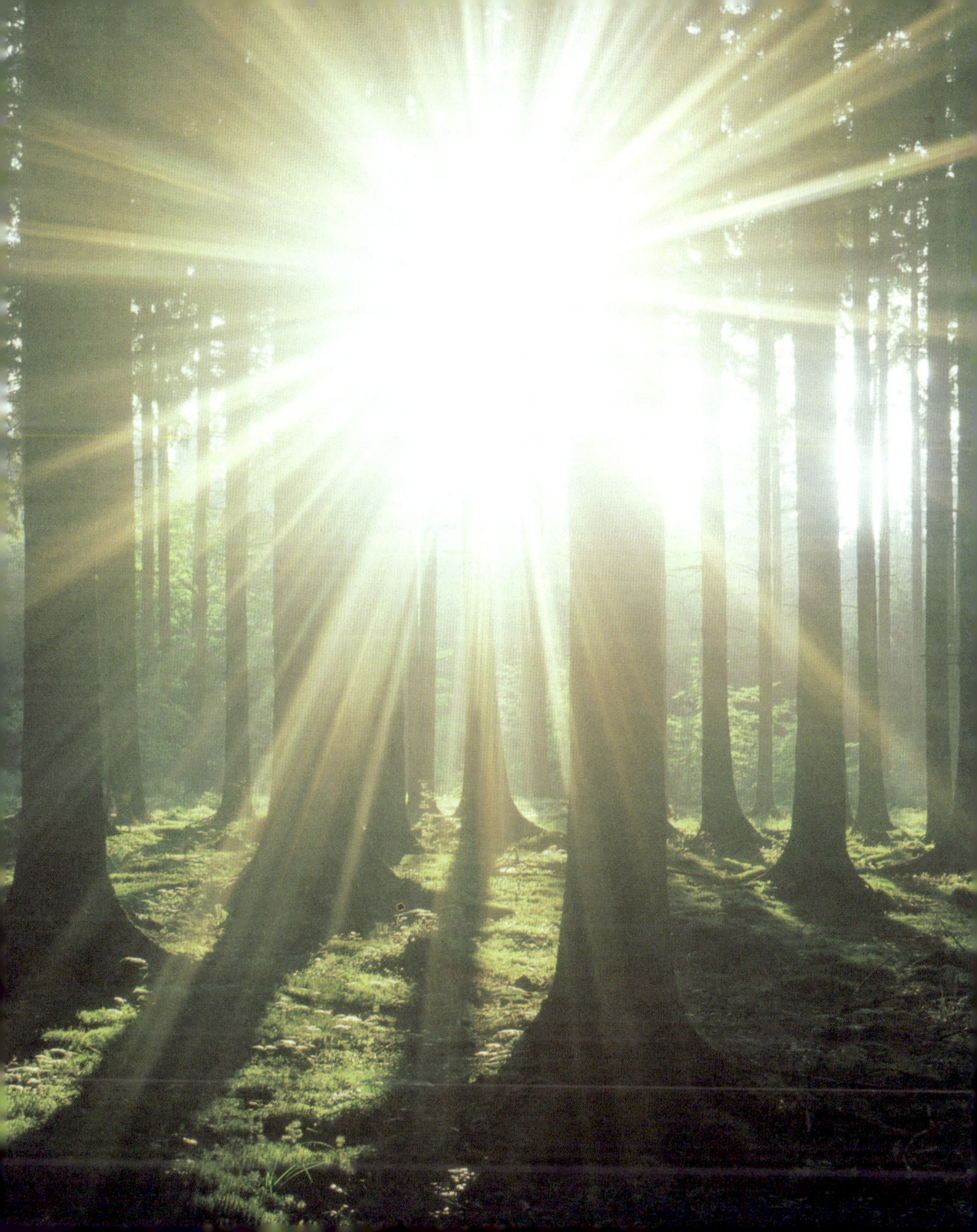

Ils vivent en paix, ceux qui se voient en toute chose et voient tout en eux.

BHAGAVAD GITA

(VIe SIECLE ANE)

Aucun homme n'est une île, complet en soi-même ; chaque être humain est une partie du continent, une partie du tout.

JOHN DONNE

(1572–1631)

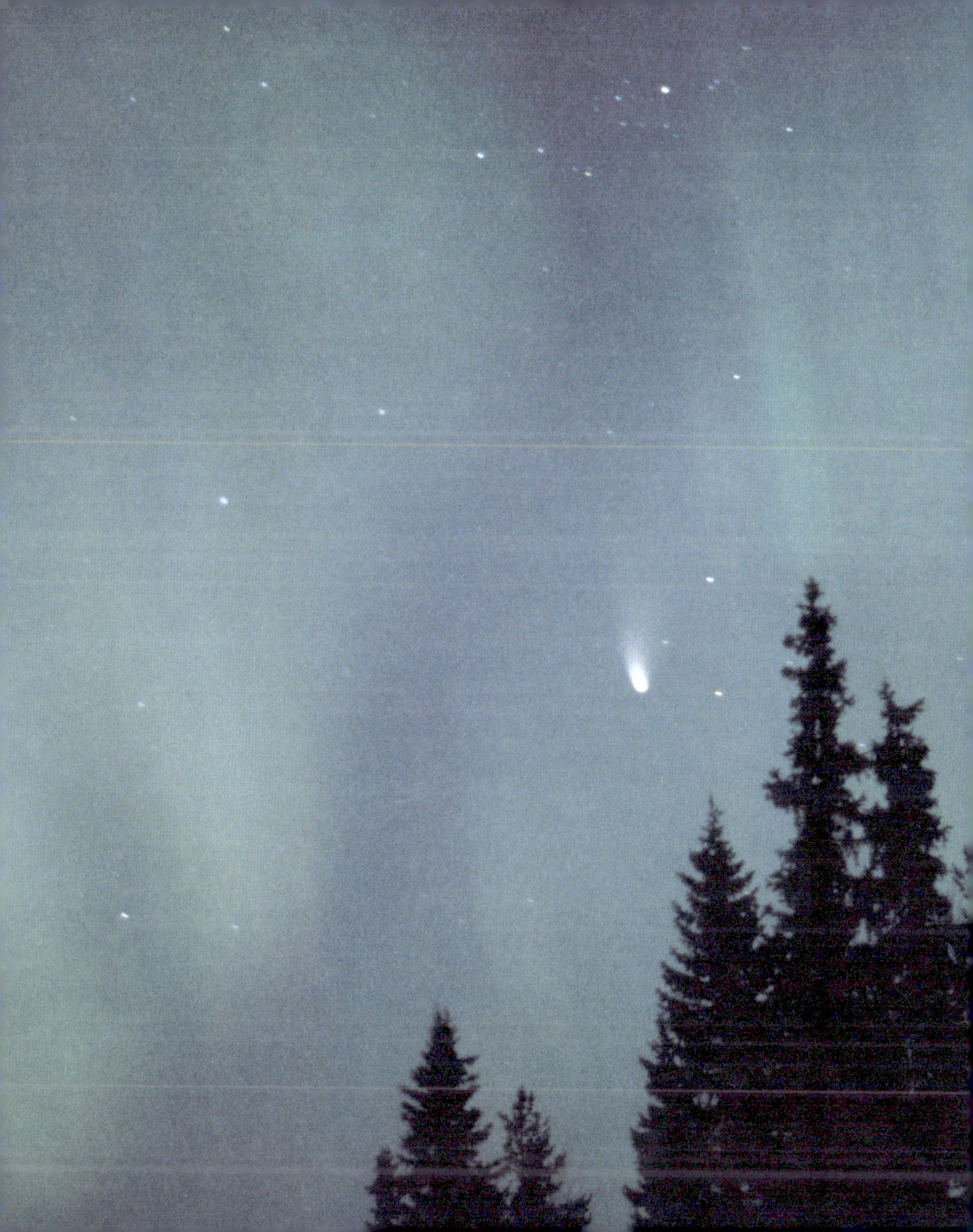

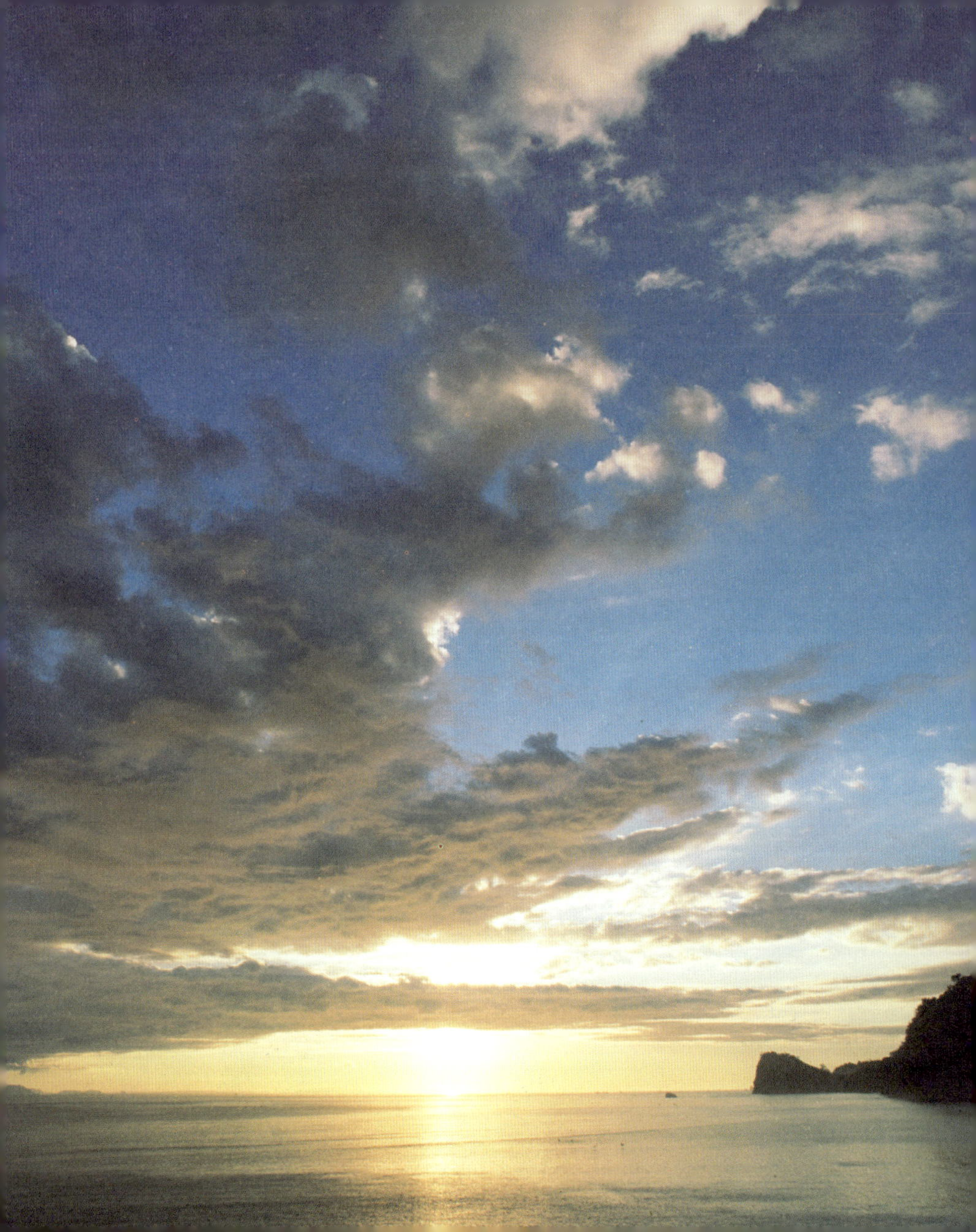

LES CINQ ELEMENTS

Toute sensation provient des cinq sens. Vous entendez vos pensées. Vous ressentez l'émotion par le toucher interne. Votre vue intérieure visualise un océan à des milliers de kilomètres. Vous éprouvez joie « douce » et chagrin « amer » via le goût et l'odorat.

L'ayurvéda explique comment par l'intermédiaire de vos cinq sens vous projetez cinq éléments subtils. Par l'ouïe, c'est l'élément espace qui est généré. Par le toucher, c'est l'élément air. L'élément feu est projeté par la vue. Les éléments eau et terre proviennent respectivement du goût et de l'odorat.

Ce sont les cinq éléments de base de la vie et les composantes de l'univers. Chez les êtres vivants, ces cinq éléments sont dynamiques et interagissent pour structurer la vie. Les éléments espace et air fonctionnent ensemble, c'est *vata*. Feu et eau deviennent *pitta*. Eau et terre compose *kapha*. Voici comment *vata*, *pitta* et *kapha* se développent en vous pour devenir les qualités qui vous définissent, comme l'explique le chapitre 2.

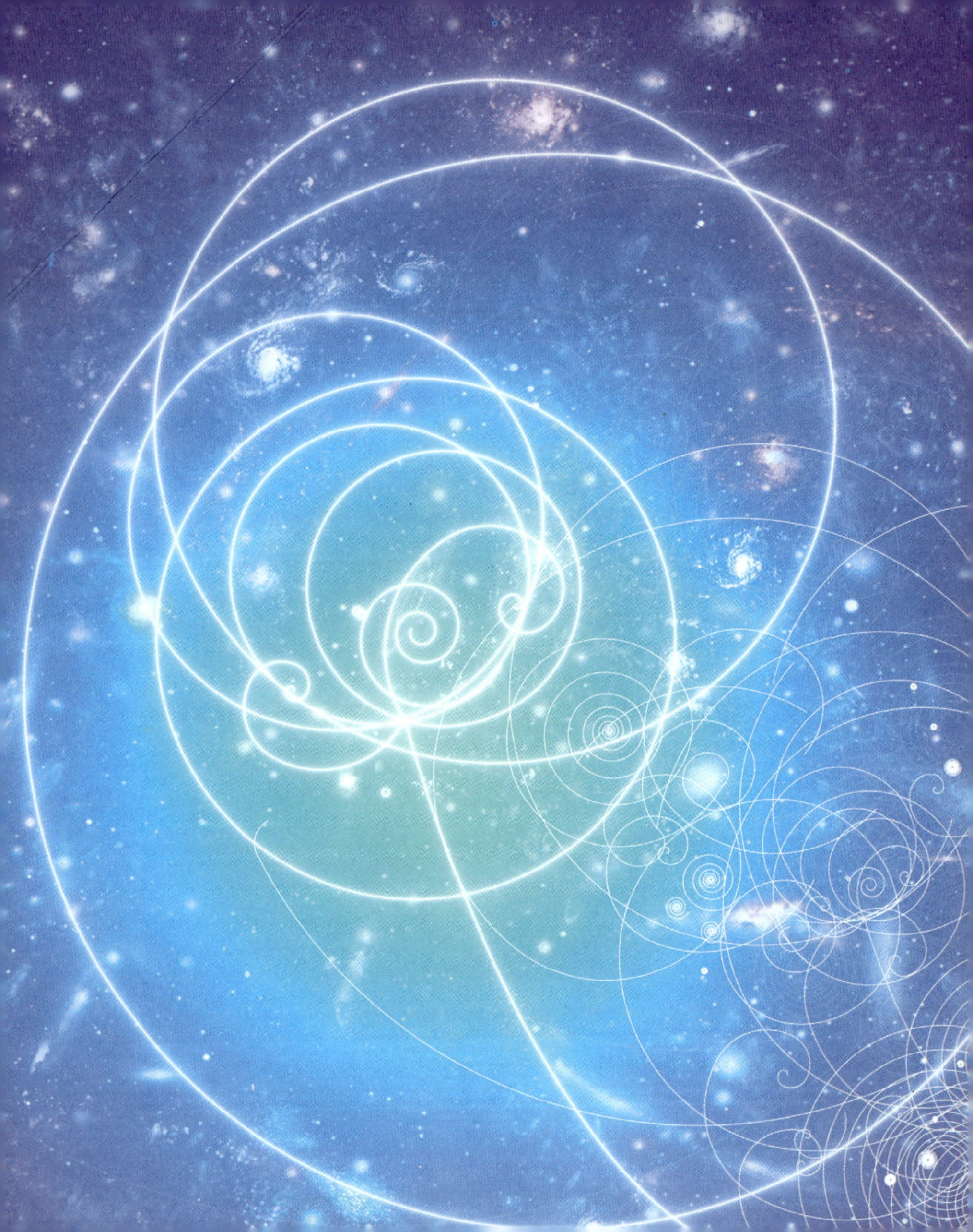

SCIENCE MODERNE ET SCIENCE VEDIQUE

Bien que l'ayurvéda soit une discipline séculaire, son point de vue s'accorde remarquablement avec la pensée scientifique du XXIe siècle. La physique ne voit plus l'univers comme purement physique mais plutôt comme énergie : l'univers est composé d'atomes eux-mêmes composés de particules subatomiques qui sont en fait de petits paquets d'énergie. Cette énergie au cœur de toute réalité physique constitue les particules formant la matière.

La mécanique quantique décrit un certain nombre de particules élémentaires, reliées les unes aux autres par des forces ou des champs énergétiques. De telles particules se trouvent à la base de l'univers et forment les atomes composant le corps. L'ayurvéda décrit cette réalité dans des termes étonnamment similaires, décrivant ainsi un champ fondamental qui se condense en cinq éléments : espace et air (formant *vata*), feu et eau (*pitta*), et eau et terre (*kapha*). Donc, lorsque l'on parle de *vata*, *pitta* et *kapha*, nous décrivons des dynamiques profondes et subtiles à la base même de la vie.

LA PERSPECTIVE AYURVEDIQUE

Dans la philosophie ayurvédique, la source, essence ou aspect le plus fondamental de la vie, est votre « moi », un moi intérieur qui opère par les cinq sens pour créer les cinq éléments subtils composant *vata*, *pitta* et *kapha*.

Vous nourrissez en permanence votre esprit-corps par votre interaction avec l'univers, empruntant des atomes pour structurer vos tissus. Votre esprit-corps est organisé par une grande intelligence dont l'origine est votre moi intérieur et il se sert d'atomes pour se condenser en matière physique. Au niveau mental, vous ressentirez par exemple de l'anxiété ou de la joie simultanément à l'émission d'adrénaline ou de sérotonine dans le corps.

L'intelligence intérieure sait comment générer la santé. Votre corps guérira parce qu'il est ainsi structuré, tentant sans cesse de revenir à son schéma de bonne santé. Vous perdez beaucoup de temps et d'énergie à créer ces interruptions menant à des problèmes de santé. Or votre état normal est d'être en bonne santé, ce qui est donc plus facile que d'être malade.

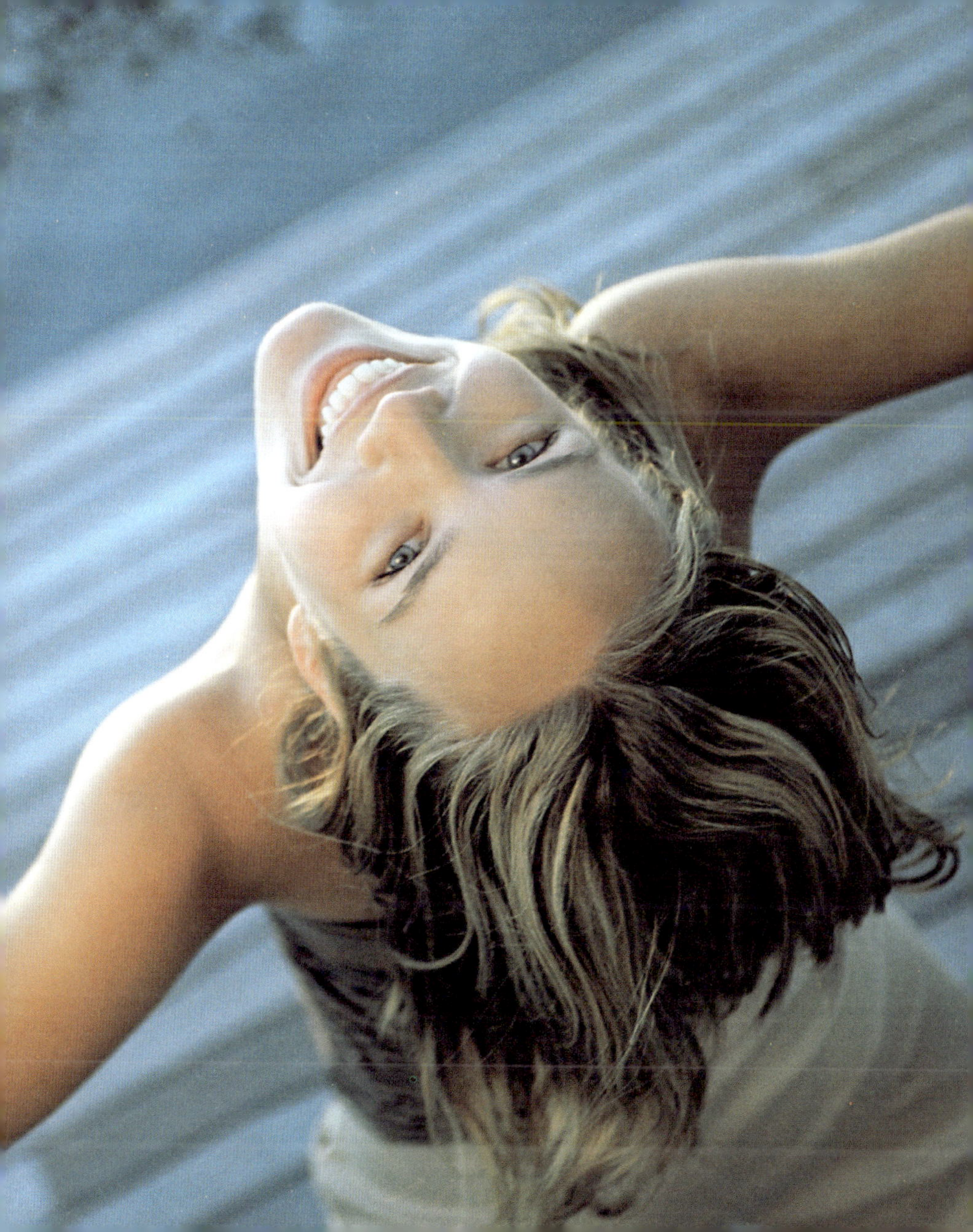

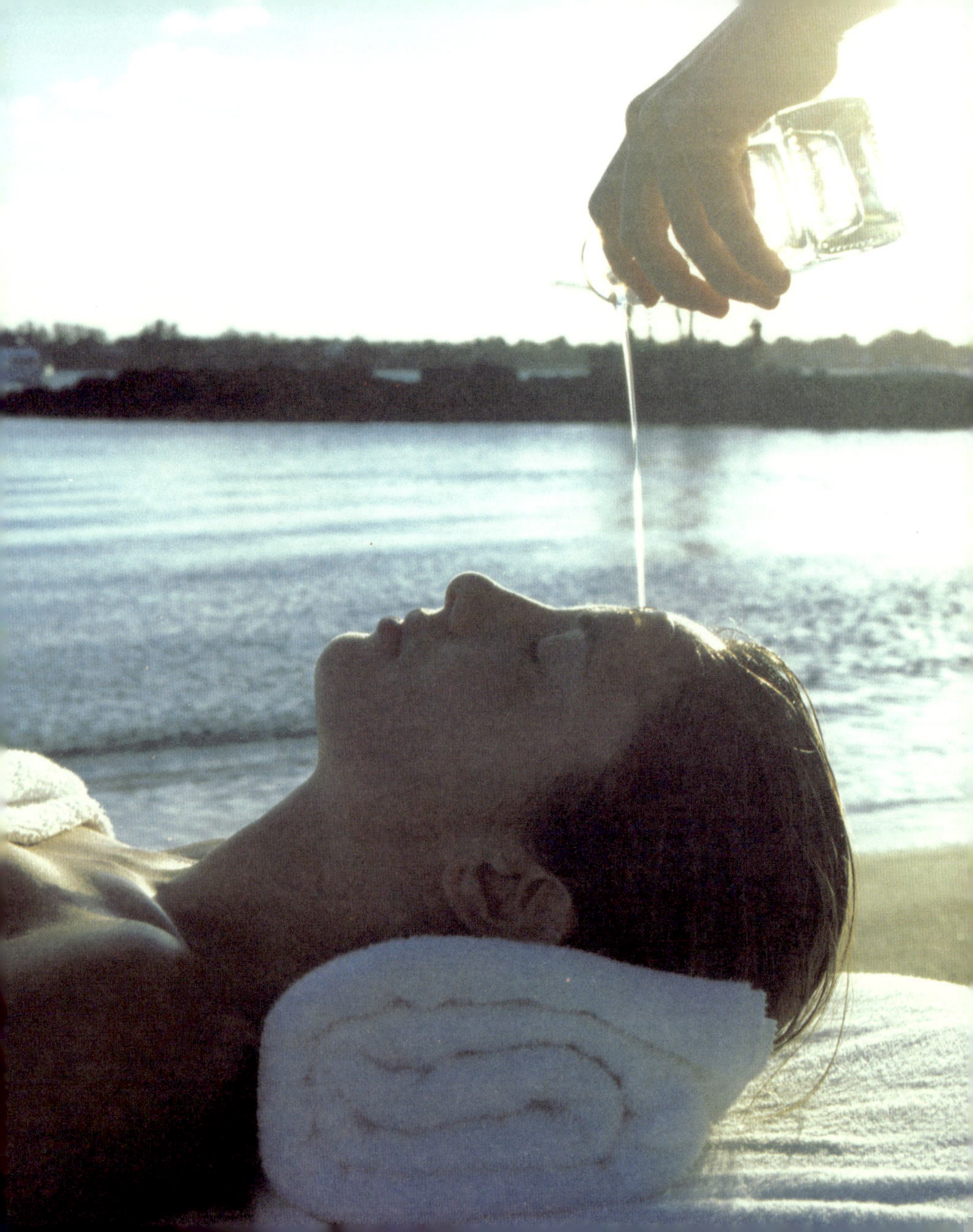

THERAPIES AYURVEDIQUES

L'ayurvéda s'adresse à chaque personne individuellement : le principal est de faire le bon choix pour vous selon circonstances et déséquilibres.

Un praticien ayurvédique, ou *vaidya*, vous conseille de changer quotidien, sport, environnement, causes de stress, etc. Comme l'alimentation est médicament, le *vaidya* vous informe sur les aliments à privilégier et à éviter et vous prescrit des substances naturelles : produits végétaux ou animaux, minéraux et métaux purifiés, sous forme d'infusions, décoctions, vins médicinaux, extraits, poudres, pilules, cataplasmes et huiles.

Autres thérapies : des procédés sophistiqués tels jeûne et soins (*panchakarma*) pour éliminer les toxines et une série de toniques pour fortifier. Vous ferez vous-même la majorité de ce qui est prescrit en changeant de routine ou de sport. Vous pourrez aussi boire des préparations végétales. On vous conseillera peut-être la méditation transcendantale ou le yoga, considérés faisant partie de l'ayurvéda et travaillant en harmonie avec lui.

CREER LA SANTÉ

Les médicaments modernes agissent vite mais souvent sans traiter la véritable cause de la douleur ou de l'infection. La guérison plus profonde est lente.

L'ayurvéda explique pourquoi. Les aliments sont digérés en sept « éléments de tissu », les *dhatus*. Chacun de ces *dhatus* nourrit des tissus particuliers du corps. Le premier *dhatus* renouvelle nos énergies alors que le second nourrit les tissus sanguins, etc. Produit en séquence, l'un à partir de l'autre, un *dhatus* se crée en six à sept jours. Ainsi, une portion de nourriture ingérée quatre semaines plus tôt est encore en cours de transformation pour produire un dhatus qui nourrit vos os, et en même temps, un peu des aliments ingérés il y a six semaines est en train de se transformer pour créer le *dhatus* qui nourrit vos tissus reproducteurs.

Si la vie est perturbée, la qualité de la nourriture issue de la digestion s'appauvrit et les tissus en souffrent. Le corps protège les tissus plus profonds en ralentissant les processus perturbateurs. D'abord, les niveaux d'énergie diminuent, le sang en pâtit, puis les muscles, etc. Cela dépend du tissu touché et du lieu de rupture. Les tissus sanguins peuvent se perturber et l'anémie se développer en deux ans. Quelques années plus tard, le processus de maladie peut toucher les muscles et plus tard encore les tissus adipeux. Maladie d'Alzheimer, ostéoporose et stérilité peuvent mettre des décennies à évoluer.

Bonne nouvelle : ce système guérit plus rapidement. Le corps utilisera la meilleure nourriture générée à chaque niveau pour créer et renouveler des tissus plus profonds plus essentiels à la vie et à la santé. En ayant un meilleur style de vie et en mangeant des aliments plus sains, vous créerez immédiatement une nourriture meilleure que le corps utilisera à chaque niveau.

La vraie guérison s'opère et se remarque en six semaines environ et continue alors de progresser. Aujourd'hui, les gens exigent souvent des soins instantanés, mais la nature prend son temps. Si vous avez de gros problèmes de déséquilibre et de santé, soyez patient. Néanmoins, utiliser l'ayurvéda pour un meilleur bien-être en cas de bonne santé peut apporter des bienfaits immédiats.

DEFINITION AYURVEDIQUE DE LA SANTE

Avec *vata*, *pitta* et *kapha* équilibrés, corps et esprit fonctionnent normalement. Les aliments sont complètement digérés, absorbés correctement et facilement intégrés aux tissus. Le corps construit de nouveaux muscles, os et chair, parfaits et élimine efficacement toxines et structures épuisées. Le corps est vitalisé, fort et stable.

Le concept ayurvédique de la santé inclut les cinq sens en éveil, sensibles et raffinés. Les organes d'action (langue, mains et pieds), les organes d'élimination et les organes sexuels fonctionnent à la perfection pour combler tout désir. Sens et organes d'action sont coordonnés par l'esprit. Un esprit sain signifie des pensées productives et utiles, et des sentiments fidèles à votre nature, expressions d'amour et de bonheur.

L'équilibre de *vata*, *pitta* et *kapha* signifie donc digestion et métabolisme excellents, organes des sens et de l'action dynamiques et esprit vif et alerte. L'ayurvéda ajoute aussi une dimension spirituelle à ces éléments de bonne santé, comme le traite le chapitre 3.

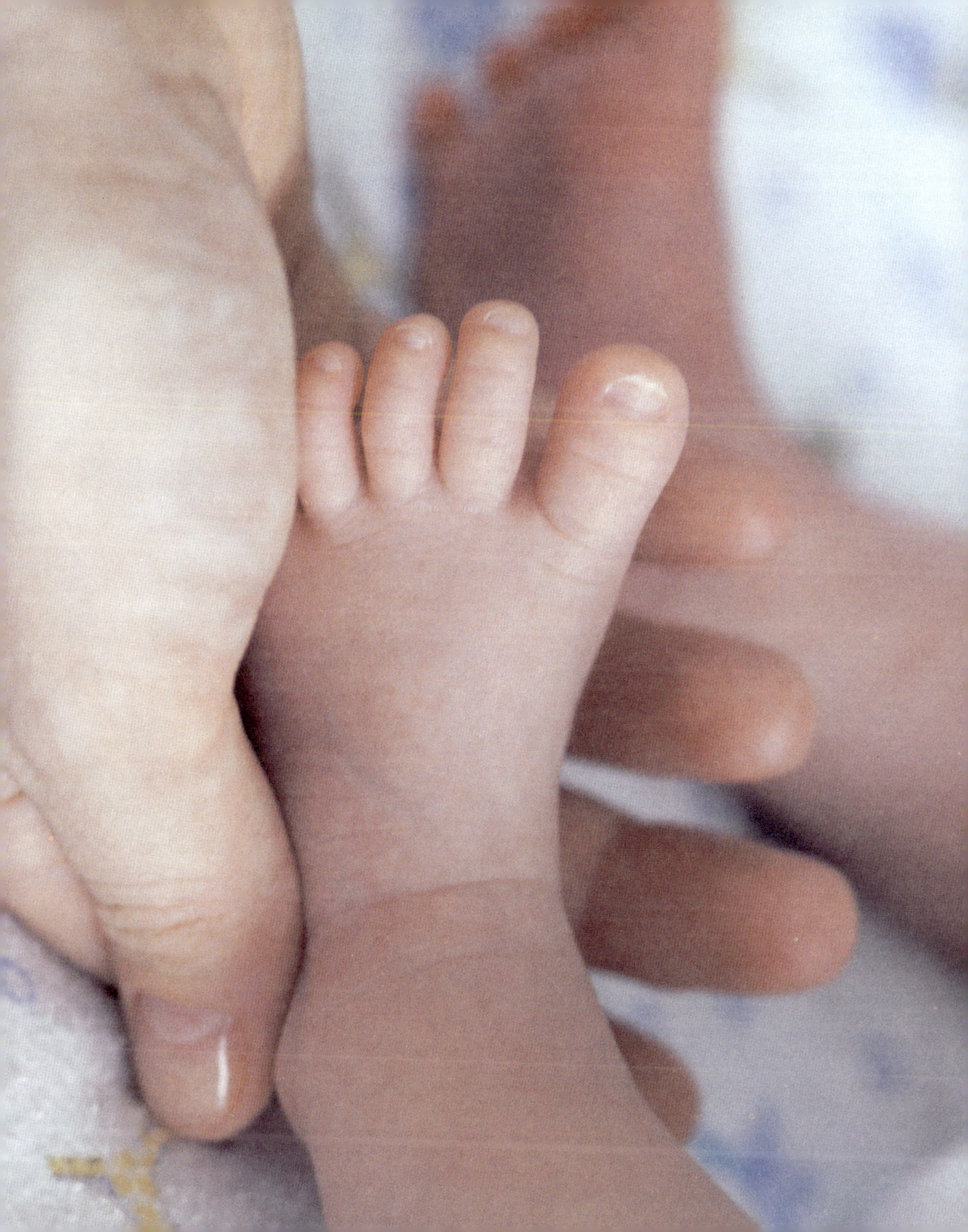

LA VERITE DE L'AYURVEDA

Tradition de santé certes très ancienne, l'ayurvéda a des principes de base qui résonnent avec certaines idées fondamentales justes en cours de développement dans la science de pointe. La recherche scientifique moderne commence à valider l'ayurvéda, et dans le monde, dans presque toutes les cultures, les gens se tournent désormais vers cette connaissance ancienne. Parce qu'il nous enseigne une manière de rester en bonne santé sans séparer notre corps de notre esprit, ni notre pensée de notre environnement de nous, l'ayurvéda attire beaucoup de gens fatigués de se sentir stressés et aliénés par de nombreux aspects de la culture moderne.

Vous trouverez les principes de l'ayurvéda simples (voire très simples) et intuitivement bons. Avec l'expérience, vous apprécierez pleinement leurs valeur et utilité véritables. L'ayurvéda vous offre des façons pratiques et efficaces de générer santé et bonheur. La suite du livre aborde ces idées et comment les appliquer dans la vie pour votre intérêt et votre bien-être.

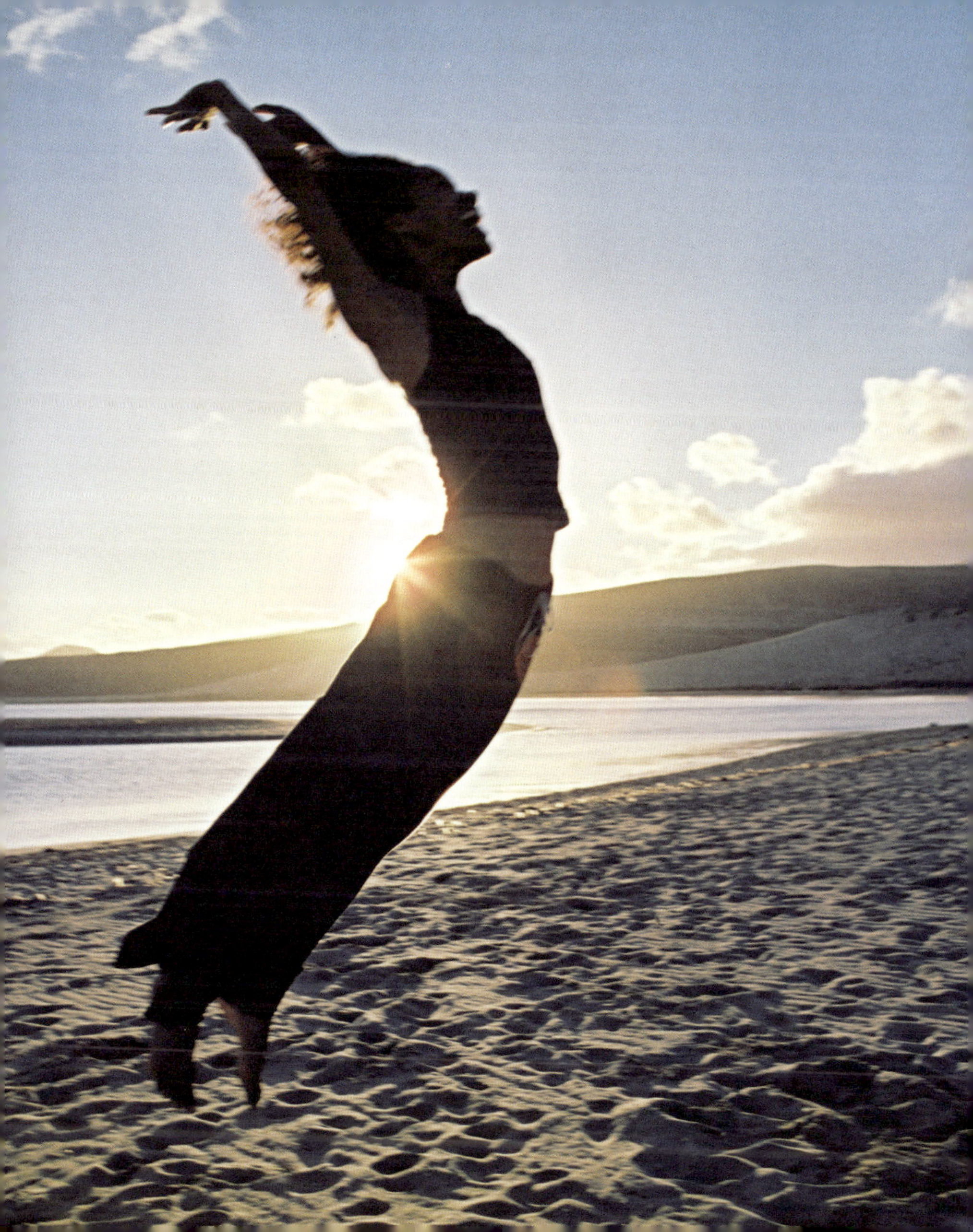

Chapitre 2

les trois doshas

Le but de l'ayurvéda est la santé. Comme on nourrit une plante à la racine pour la maintenir en bonne santé, avec l'ayurvéda nous nourrissons les racines de la vie pour rester heureux et en bonne santé.

Ce concept semble difficile. Tant de choses différentes composent nos vies et changent en permanence, y compris les cellules de notre corps. L'ayurvéda nous aide à comprendre la vie en identifiant trois « racines » principales de toute activité, trois principes essentiels dans la nature même.

Ces trois principes, ou *doshas*, l'ayurvéda les nomme *vata*, *pitta* et *kapha*. Chacun de nous a un équilibre naturel individuel de ces trois principes. Si cet équilibre est maintenu dans notre vie quotidienne, nous sommes en bonne santé et heureux. S'il est perturbé, un malaise, une maladie peut se développer.

L'ayurvéda vous montre comment identifier votre équilibre de ces trois *doshas*, puis comment découvrir la façon de les garder en équilibre.

Vraisemblablement, la façon la plus appréciable d'en apprendre sur *vata*, *pitta* et *kapha*, c'est d'observer les gens. A quoi ressemble une personne de type *vata*, ou *pitta*, ou *kapha* ? Qu'êtes-vous? Que sont vos amis? Dans ce chapitre, nous étudierons comment les trois *doshas* nous font fonctionner, puis comment utiliser cette compréhension pour créer une meilleure santé.

QU'EST-CE QUE VATA?

Le premier principe fondamental de l'ayurvéda est *vata*, la dynamique du mouvement. Tout dans votre esprit et dans votre corps est en mouvement et selon l'ayurvéda, tous ces mouvements sont dus à *vata*. *Vata* fait bouger vos membres, alimente votre circulation, incite les aliments à circuler dans vos intestins et déclenche même le mouvement de vos pensées. Localisation principale de *vata* dans le corps : le bassin et les jambes.

Vata est comme le vent qui fait bouger les feuilles des arbres et les nuages, même si vous ne voyez pas le vent. Comme le vent, *vata* est décrit comme lumière, mouvante et rapide, irrégulière, froide, sèche et rugueuse. Un paysage grossier, sec et froid augmentera votre *vata* tout comme un temps sec. *Vata* prédomine chez l'hirondelle en vol et chez l'écureuil filant dans les arbres.

Vata inspire l'enthousiasme et motive les sens. Clignement de paupière et mouvement de la langue quand vous parlez, voilà d'autres exemples de votre *vata* en action. *Vata* vous rend rapide et vif.

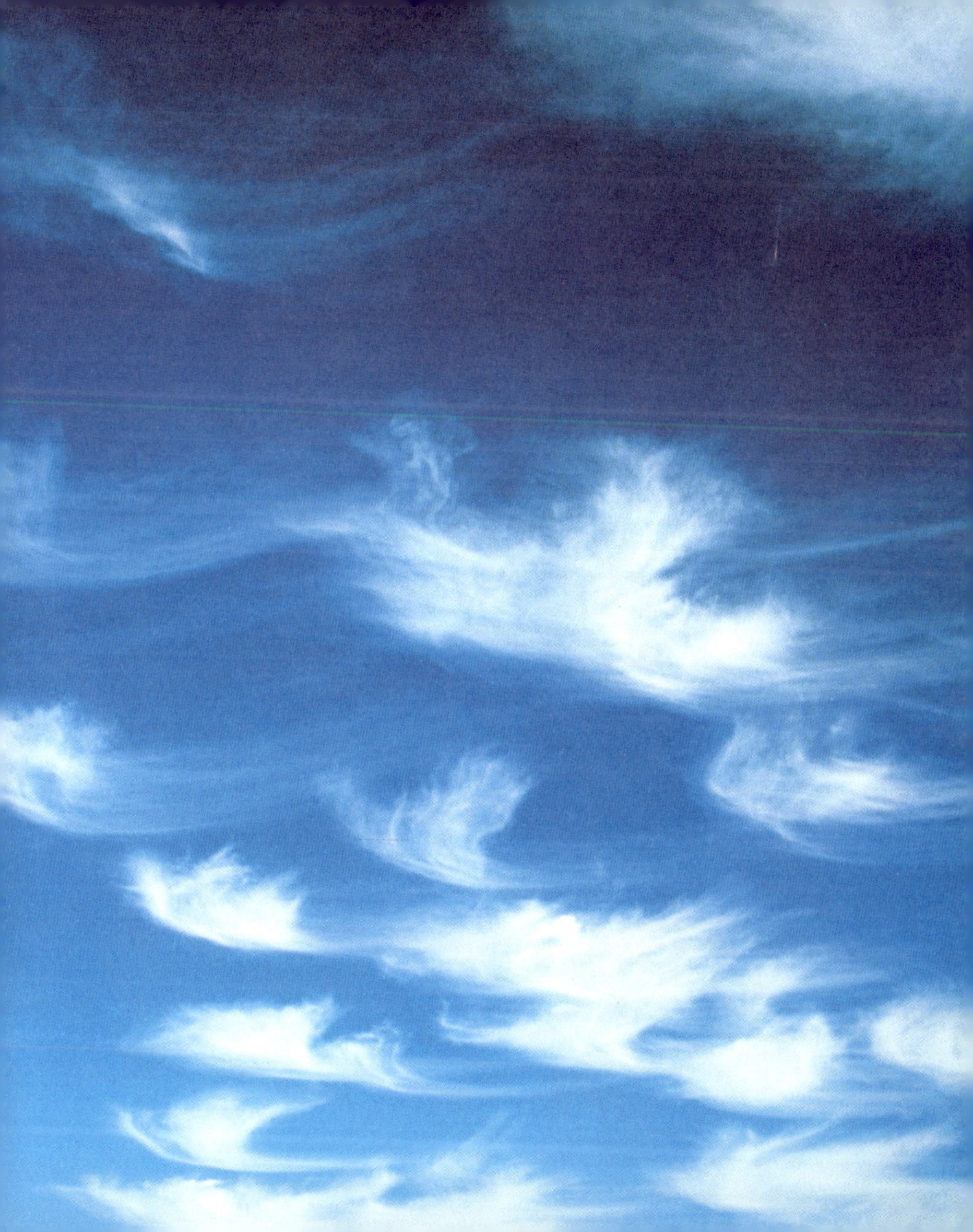

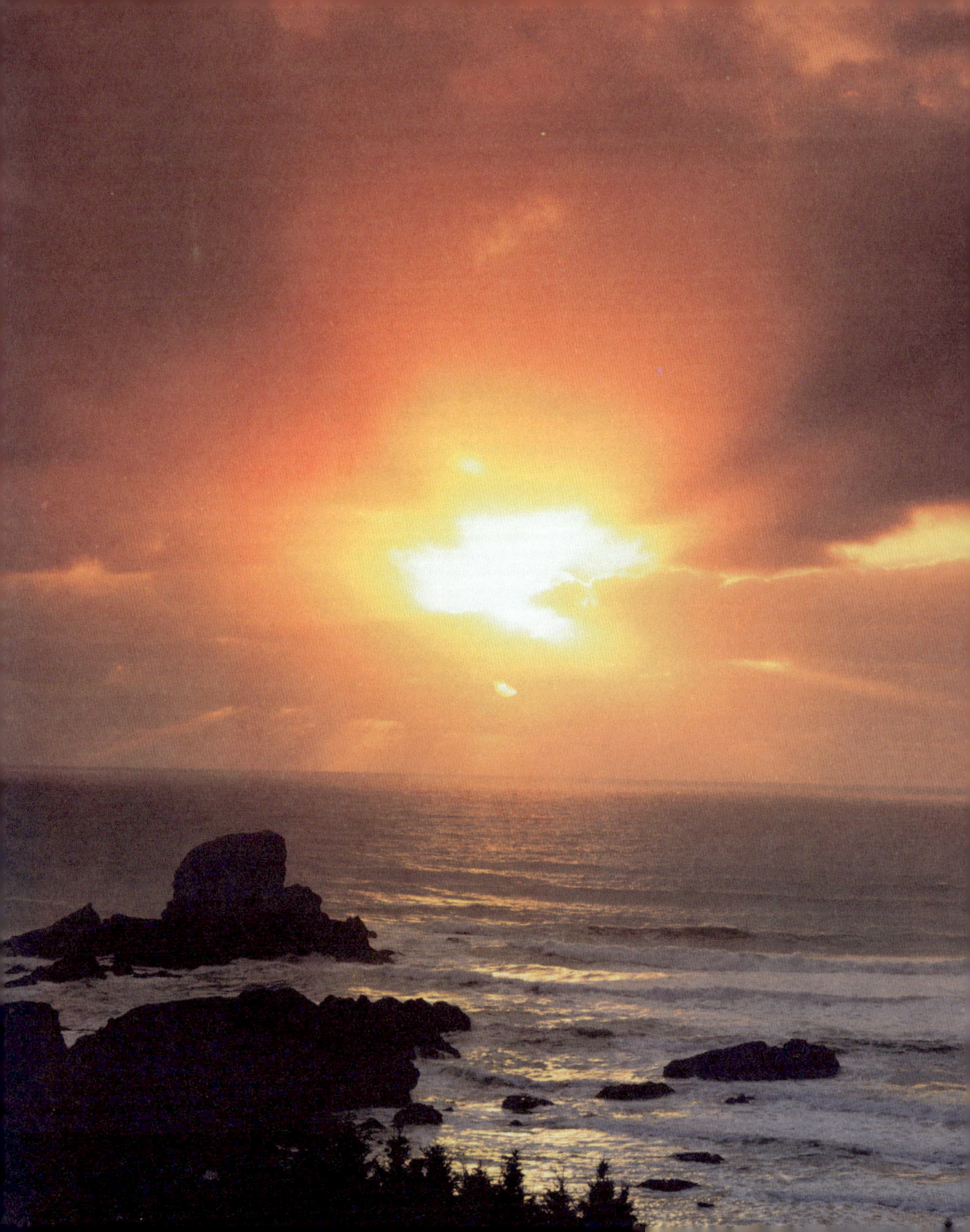

QU'EST-CE QUE PITTA?

Pitta est la dynamique de transformation. Tout dans l'esprit et le corps se transforme et bouge en permanence. On dit la transformation due à *pitta*. Votre esprit passe constamment d'une pensée ou d'un sentiment à l'autre et chaque cellule, tissu et organe du corps est soumis au changement. De l'énergie se crée et les anciennes structures se détériorent, remplacées par de nouvelles. Les enzymes, hormones et systèmes biochimiques dans votre corps sont *pitta* à l'œuvre. Localisation primaire de *pitta* dans le corps : la région stomacale.

Pitta est le feu qui transforme les choses, et comme le feu, *pitta* est décrit comme ayant ses propriétés : chaud, pointu, fluide et léger. Un climat chaud augmentera votre *pitta*. Un lion affamé est dominé par *pitta*.

Le feu est associé à la lumière et c'est *pitta* qui donne de l'éclat au teint. *Pitta* apporte la chaleur à votre nature et est associé dans le corps aux couleurs rouge, jaune et vert. *Pitta* est la lumière qui illumine et transforme la vie.

QU'EST-CE QUE KAPHA ?

Vata est responsable de tous les mouvements de l'esprit et du corps, *pitta* de toutes les transformations et *kapha* de la structure et de la croissance : c'est la colle qui maintient tout ensemble. Tous les atomes du corps sont censés être unit par kapha qui intègre toutes les activités du corps et de l'esprit. Localisation primaire de *kapha* dans le corps : la tête, la poitrine et la partie supérieure de l'estomac.

Kapha a ces propriétés : lent, lourd, stable, poisseux, doux, froid, huileux et sucré. Un paysage marécageux terne ou un temps humide et froid augmentera votre *kapha*. Un éléphant est un animal avec beaucoup de *kapha*.

Kapha est associé aux sens du goût et de l'odorat. Il nourrit et lubrifie, contribuant à la digestion car il lubrifie la bouche et l'estomac. Dans le système nerveux, il fournit une nourriture parfois comparée au liquide cérébro-spinal. Il apporte force, fertilité et libido, endurance et résilience. *Kapha* est le ciment de la vie et l'amour sa forme la plus subtile.

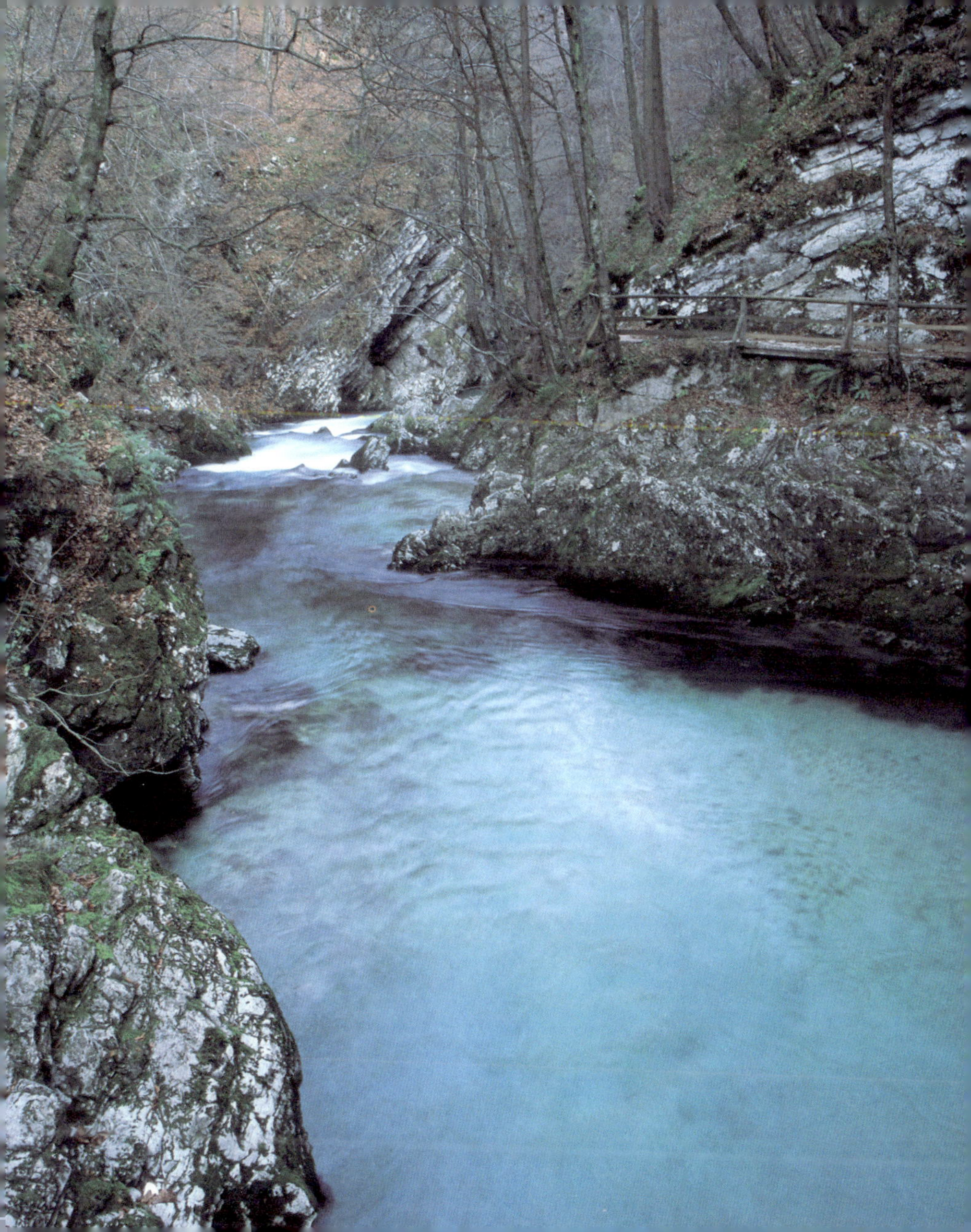

Creuse un temps et bâtis largement
sur les racines des choses.

ROBERT BROWNING
(1812–1889)

Nous devons apprendre à ne pas dissocier la fleur
aérienne de la racine souterraine, car la fleur
qu'on coupe de ses racines fane et ses graines sont
nues alors que la racine, en sécurité dans la terre mère,
peut produire fleur après fleur et porter
ses fruits à maturité.

LA KABBALE

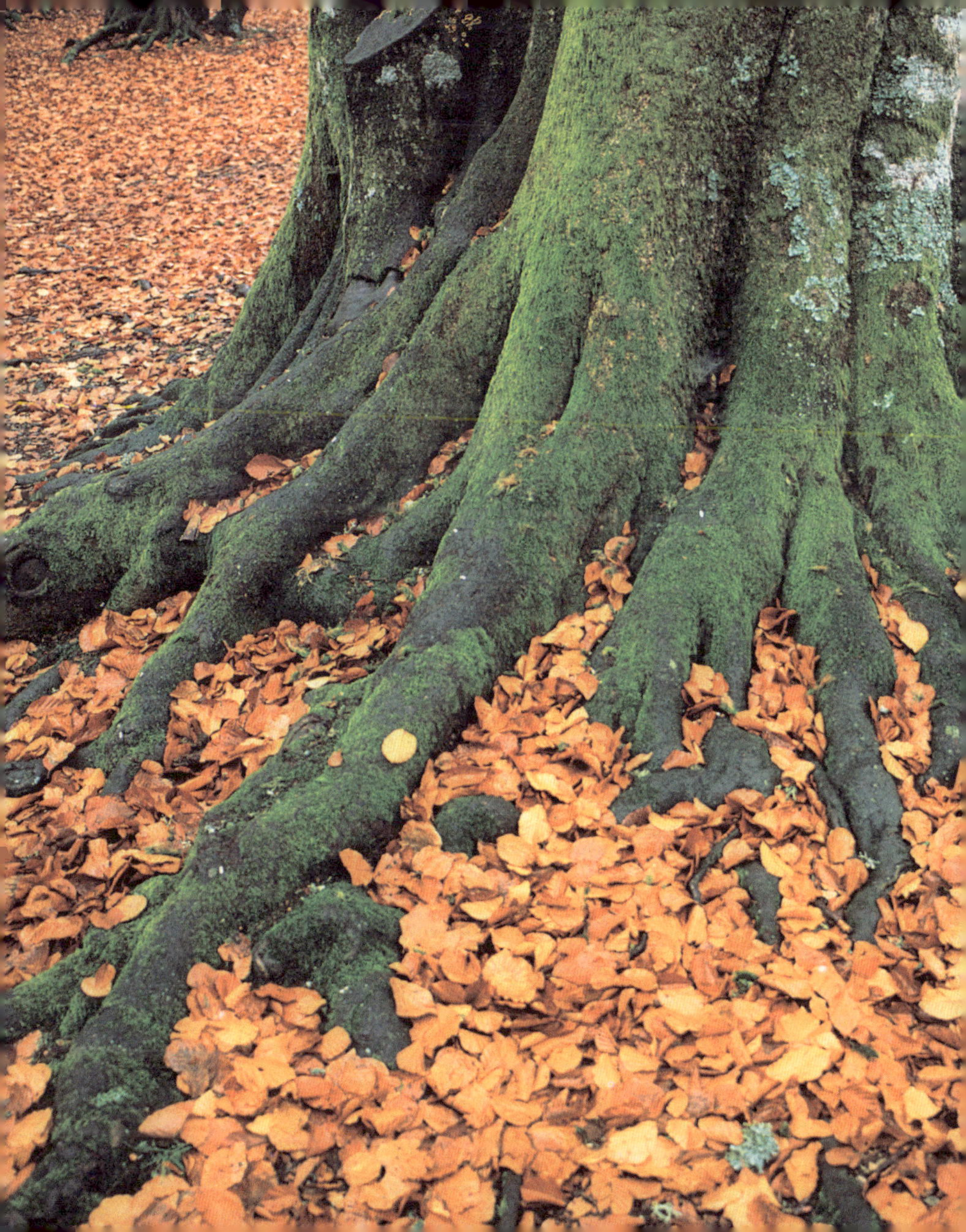

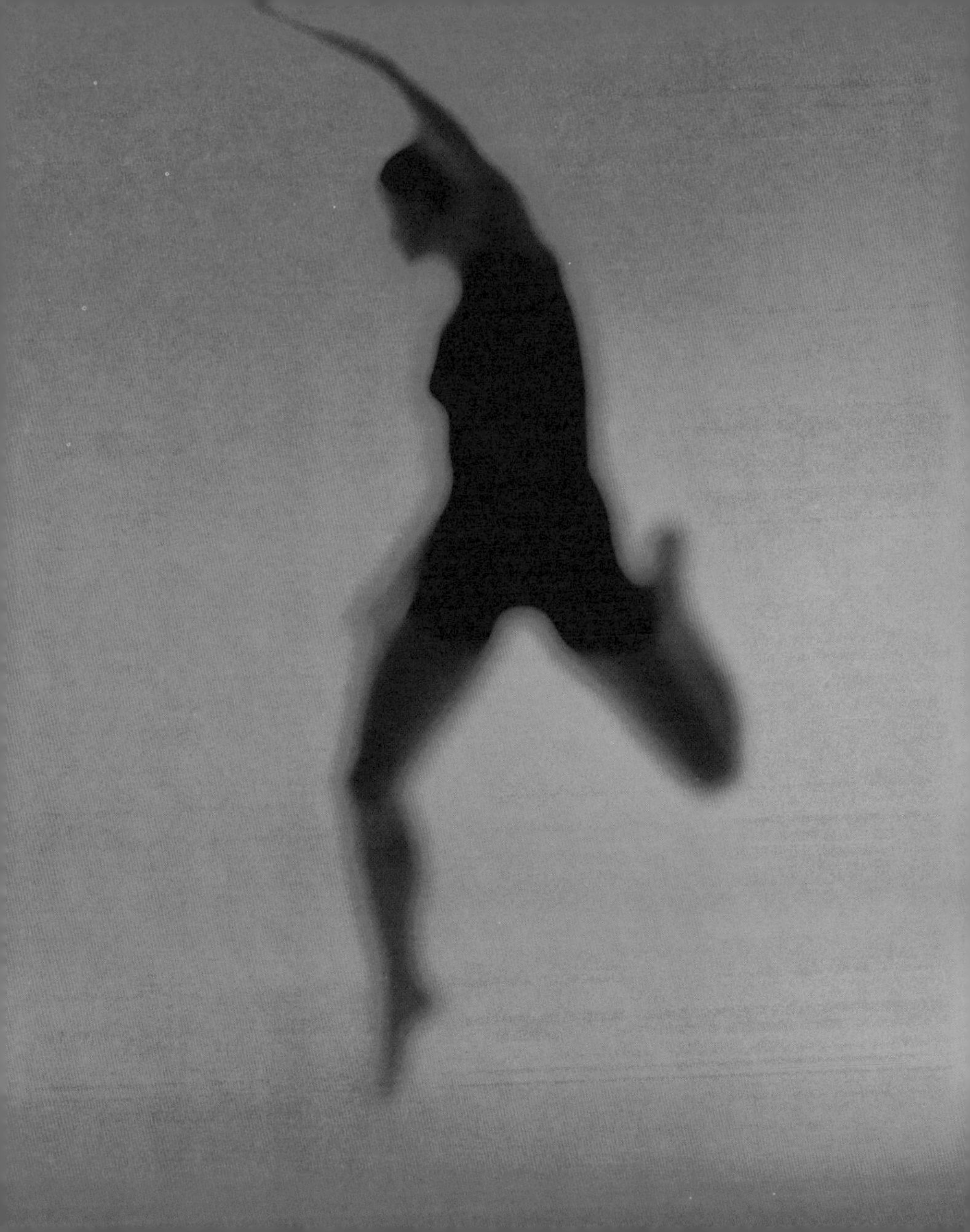

LA PERSONNE VATA

Vata, c'est le mouvement, les gens *vata* sont donc légers, vivants et ne restent pas en place. Si vous êtes *vata*, votre ossature est probablement fine, vous êtes grand ou petit. Prendre du poids ne vous soucie pas. Vous êtes sensible et raffiné dans vos sentiments – la princesse au petit pois était de nature *vata*. Les sens du toucher et de l'ouïe prédominent, vous aimez donc le contact de la soie et la musique. Vous avez une bonne intuition et vous suivez vos pressentiments. Vous êtes créatif et artiste.

Comme elles bougent rapidement, les personnes *vata* excellent en sprint et courent de tâche en tâche. Mais avec un corps fin, vous n'êtes pas endurant, et vous fatiguez facilement. Le manque de sommeil ne vous convient pas. Votre esprit rapide, pense et apprend vite.

Si vous êtes *vata*, vous n'aimez pas le froid, vous vous couvrez bien pour sortir. Votre peau et vos cheveux tendent à être secs et rugueux. Les gens *vata* sont enclins à l'anxiété et peuvent se plaindre toute la journée d'une collision évitée de justesse ou d'objets perdus.

LA PERSONNE PITTA

Corpulence moyenne, de la force et de l'endurance : a priori vous êtes une personne *pitta*. *Pitta* se déplace et apprend à une allure modérée.

Chaleureux de nature, les *pittas* semblent chauds : teint rouge et peut-être cheveux roux. Si vous êtes *pitta*, vous appréciez la petite brise du soir, mais pas le soleil trop fort de midi. Passionné pour vos proches, vos loisirs et votre travail, vous avez l'appétit féroce : le feu dans votre ventre exige satisfaction instantanée.

Votre esprit est aussi vif que votre appétit. Comme le sens de la vue prédomine, les gens *pitta* ont une bonne vision et voient clairement une situation. Avec un intellect fort, vous aimez comprendre les choses et vos opinions sont fortes. L'ordre vous plaît et vous êtes bon organisateur. Perfectionnisme, vous êtes aussi compétitif et aimez gagner. Les gens *pitta* sont meneurs de nature.

Dans une file d'attente, *pitta* perd patience. Un accrochage en voiture : vous accusez l'autre conducteur. Vous perdez quelque chose : vous n'êtes pas responsable.

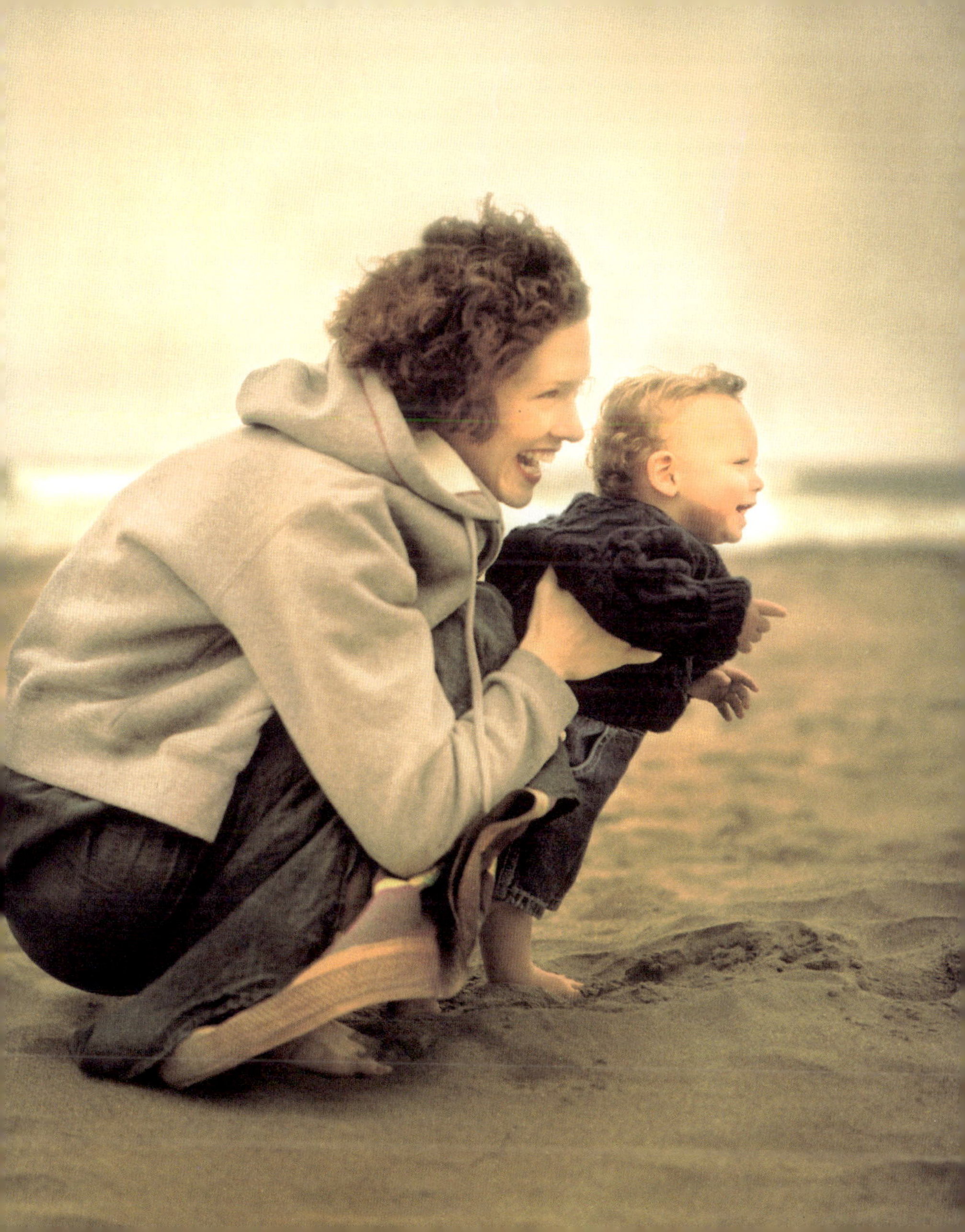

LA PERSONNE KAPHA

Compatissants, gentils, stables, forts, pondérés et lents, les gens *kapha* ont peu d'espoir en sprint, mais ils réussissent en marathon grâce à une grande endurance. Si vous êtes *kapha*, vous avez sans doute un métabolisme lent et prenez donc facilement du poids difficile à perdre. Votre lenteur d'esprit vous rend lent à recueillir des informations et à prendre des décisions. Toutefois, vous avez bonne mémoire et n'êtes jamais pressé, votre attitude de vie, c'est : « on verra demain ».

Ancré et pratique, vous êtes *kapha*. Bien que lent à changer, une fois le changement opéré, vous vous y tenez. Ceci, en plus de votre force et de votre endurance, fait de vous un grand gagnant. De par votre nature stable, vous êtes fiable et un ami pour la vie.

Vous êtes plutôt grand, à la chair molle, la peau et les cheveux huileux. La nature douce de *kapha* est compatissante et nourrissante.

Kapha attend patiemment et est imperturbable, qu'il ait oublié quelque chose ou eu un accroc en voiture.

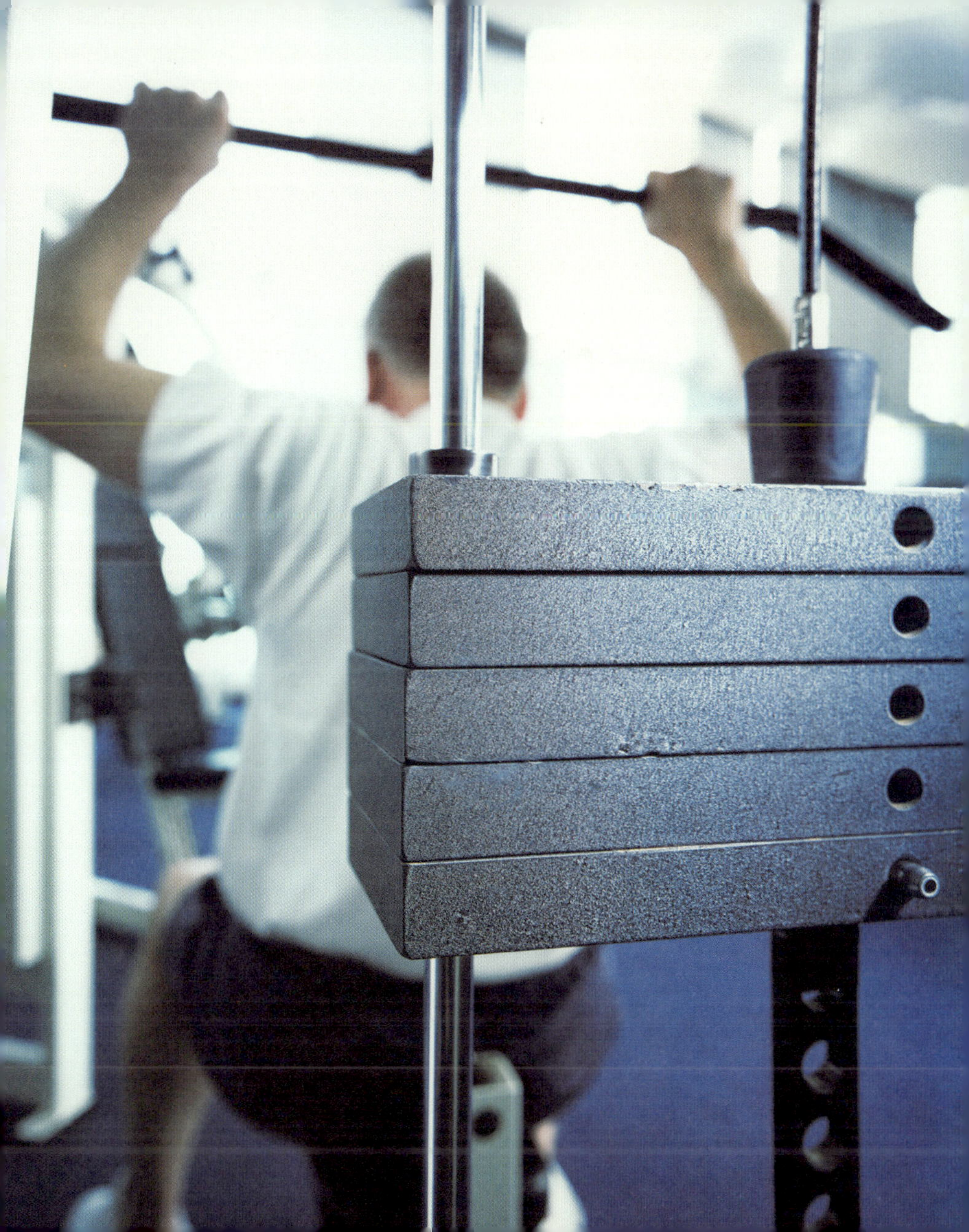

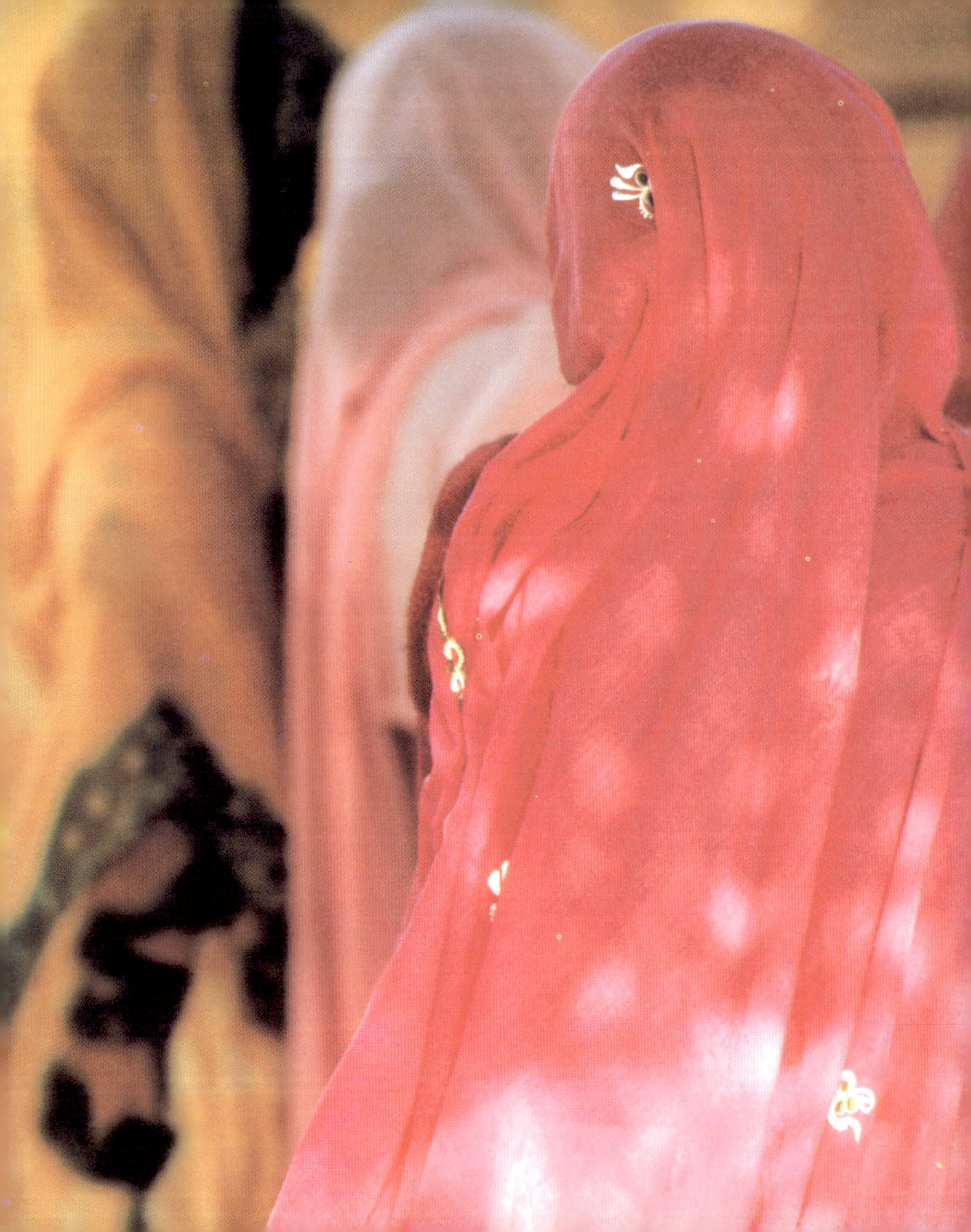

Le plaisir se trouve dans la variété de toute chose.

EURIPIDE

(480-406 ANE)

Tous les bijoux de la vie ne sont pas
enfilés sur un seul collier.

WILLIAM MORRIS

(1834-1896)

EQUILIBRE ET DESEQUILIBRE DE VATA

Quand *vata* est équilibré, vous êtes très inspiré, enthousiaste et plein de vitalité. Très créatif, vous apprenez vite et avez bonne mémoire. Corps et esprit sont coordonnés, tous les mouvements sont déliés, gracieux.

Déséquilibré, *vata* est source de graves problèmes. Peur, anxiété, panique et insomnie peuvent perturber vos pensées, ces mouvements de votre esprit. L'inspiration s'enfuit, vous devenez étourdi. Douleurs et maux physiques surviennent, peut-être la constipation.

Vata est déséquilibré quand il y a trop de qualités *vata* dans votre vie : hâte, irrégularité, refroidissement. Comme vous êtes attiré par la chaleur quand vous avez froid, les qualités opposées devraient rétablir votre équilibre : beaucoup de repos, des aliments nourrissants, ralentir, régulariser son quotidien, rester au chaud, massage à l'huile. Calmées, les qualités mouvantes, légères, rapides, irrégulières, grossières et sèches de *vata* feront disparaître anxiété, étourderie et autres symptômes et revenir sentiments de bien-être et de joie.

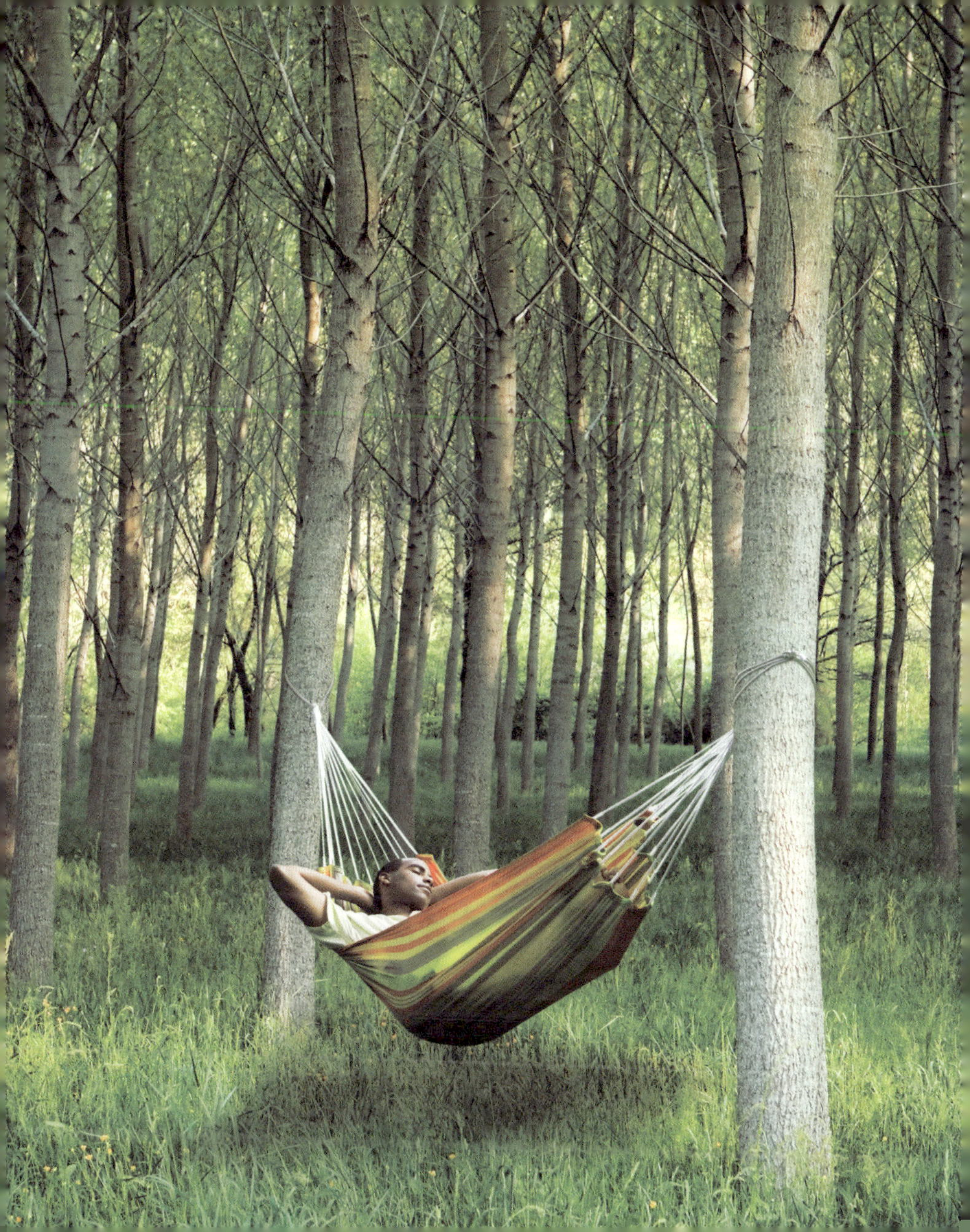

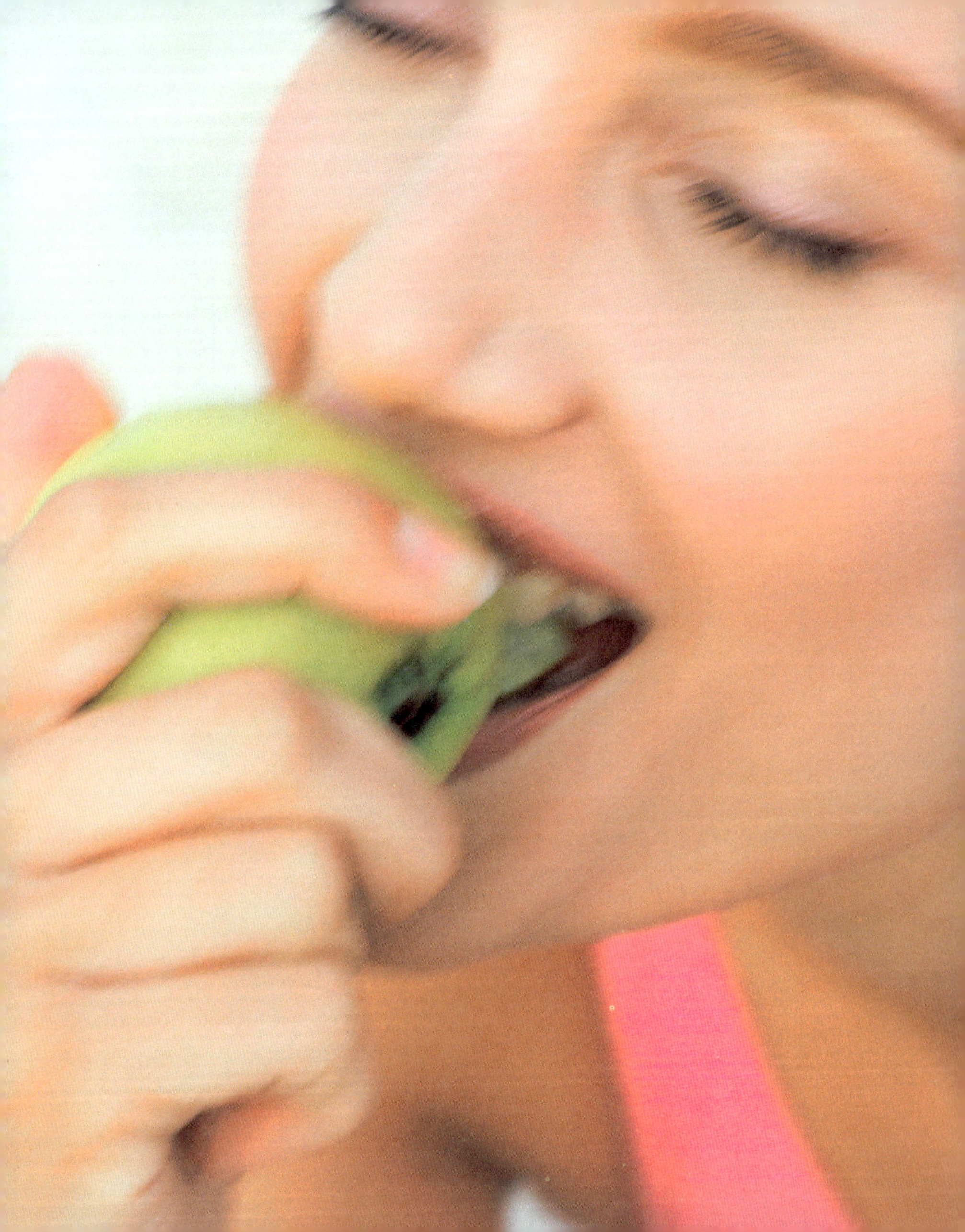

EQUILIBRE ET DESEQUILIBRE DE PITTA

Pitta, équilibré, vous êtes de nature chaleureuse, charmant, généreux, gai et content, avec beaucoup d'énergie physique, une excellente vision et une très bonne digestion. Vous avez des projets de vie et êtes entreprenant, rapide à rétablir les choses, soigneux et précis.

Pitta déséquilibré provoque colère, rancœur, jalousie, agression ou obsession, menant à des aspects physiques de surchauffe : brûlure d'estomac, cystite, diarrhée, éruption cutanée, fièvre, faim et soif excessives.

Equilibre ou déséquilibre dépendent des choix quotidiens. Si une personne *pitta* choisit les qualités opposées à sa nature chaude et vive, elle s'équilibre, si elle choisit la surchauffe : travail sous pression, repas rapides et épicés, beaucoup d'alcool, trop de sport et implication dans des conflits, elle se déséquilibre.

Une stratégie pour équilibrer *pitta* est de choisir des aliments de nature froide : régime de type estival avec salades et fruits frais. Une autre consiste à jouer. Prévoyez du temps pour les loisirs. Relax !

EQUILIBRE ET DESEQUILIBRE DE KAPHA

Le meilleur de la nature humaine s'exprime quand tous les *doshas* sont équilibrés. Les gens *kapha* équilibrés sont forts, stables, de grande stature, très endurants et très tolérants à la douleur. Ils sont accommodants, placides, généreux, gentils et compatissants. Imperturbables, ils sont difficilement en colère.

Si *kapha* a un déséquilibre, le poids devient un problème, avec cellulite et graisse. Lourdeur, apathie et ennui prédominent. Paresse et léthargie s'installent. Possessivité et avidité apparaissent. La dépression se développe. Peuvent aussi survenir des maladies physiques : toux, rhumes, allergies, asthme, diabète, hyperthyroïdie, peau grasse et sinusite.

Dormir tard, alimentation lourde et en excès, léthargie et paresse, éviter exercice et excitation : tous ces choix déséquilibrent *kapha*. Pour l'équilibrer, vous devez choisir les qualités opposées : manger léger, faire plus de sport, apprécier la variété et le piquant de la vie, relever des défis, et en général, aller de l'avant.

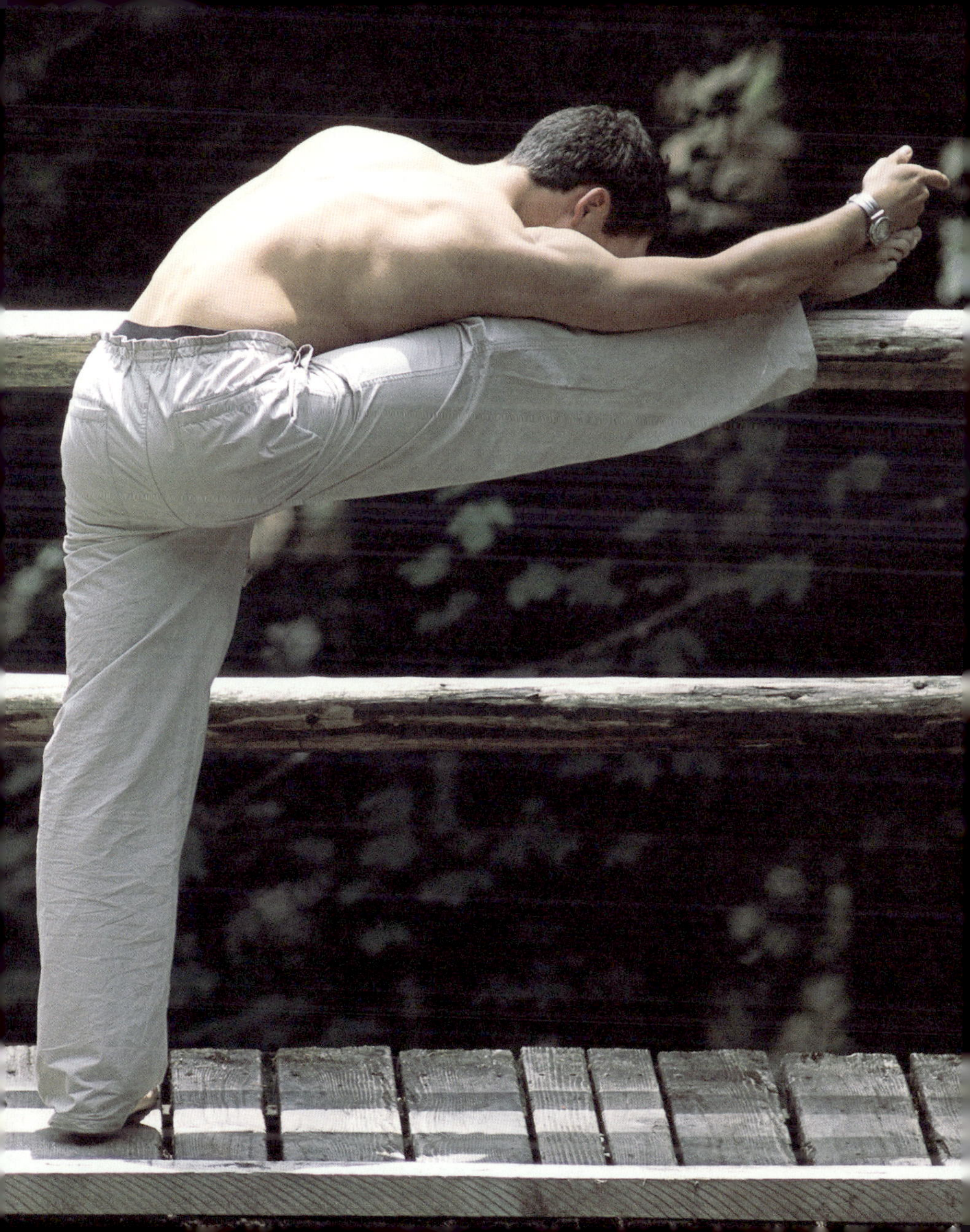

COMPRENDRE VOTRE NATURE

En lisant les descriptions de *vata*, *pitta* et *kapha*, vous vous êtes plutôt vu comme un mélange. C'est très probable. Chacun de nous a un équilibre individuel et unique de *vata*, *pitta* et *kapha*.

L'ayurvéda décrit sept catégories de personnes, selon la prédominance de *vata*, *pitta* et *kapha* dans leur nature. Dans la catégorie *vata*, *vata* prédomine et *pitta* et *kapha* sont moindres. Similairement, il y a des catégories *pitta* et *kapha*. Dans la catégorie *vata-pitta*, *vata* et *pitta* prédominent ensemble et *kapha* est moindre. Un exemple : une personne de constitution légère qui se déplace rapidement (qualités *vata*) aussi très déterminée et organisée (qualités *pitta*). De même, il y a des catégories *vata-kapha* et *pitta-kapha*. Enfin, le type *vata-pitta-kapha* a les trois à égalité. Les gens de cette dernière catégorie jouissent en général d'une excellente santé et sont par nature équilibrés.

Etre équilibré signifie avoir les bonnes proportions de *vata*, *pitta* et *kapha* selon sa constitution, ou nature, déterminée à la conception. Si de façon innée vous êtes une personne *vata-pitta* à 50 pour cent de *vata*, 40 de *pitta* et 10 de *kapha*, vous restez équilibré tant que ces proportions se maintiennent. Si *vata* passe à 60 pour cent, il se déséquilibre. Equilibre ne signifie donc pas pour chacun les trois *doshas* en proportions égales.

Avoir les bonnes proportions innées des *doshas*, c'est être au mieux de sa forme, en bonne santé et apprécier la vie. Si les proportions qui vous conviennent dévient, vous souffrez. Comme nous l'avons vu, ce sont les choix que vous faites dans votre vie et votre façon de vivre qui induisent santé ou maladie, équilibre ou déséquilibre.

L'ayurvéda guide ces choix en vous indiquant comment vous perdez l'équilibre (est-ce *vata*, *pitta* ou *kapha* ?). Ensuite, il vous permet de comprendre comment retrouver votre santé en choisissant les qualités opposées du *dosha* déséquilibré. Une fois que vous aurez retrouvé une santé équilibrée, l'ayurvéda vous aidera à reconnaître et à choisir ce qui convient le mieux à votre nature, vous permettant de rester équilibré, d'exprimer tout votre potentiel et de jouir d'une excellente santé.

La subtilité humaine… ne concevra jamais
une invention plus belle, plus simple et plus directe
que la Nature ne le fait, car dans ses inventions,
rien ne manque et rien n'est superflu.

LEONARD DE VINCI

(1452–1519)

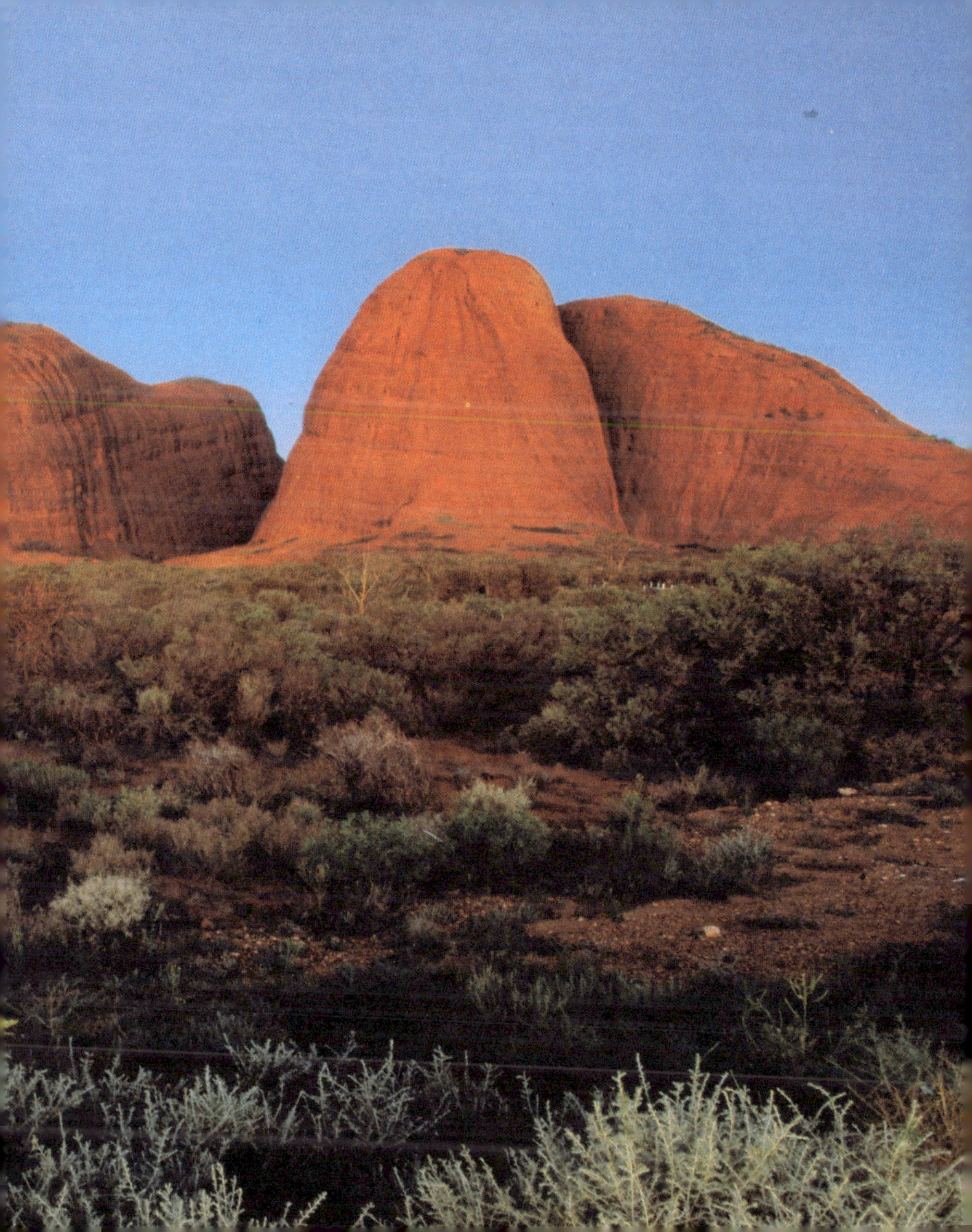

Chapitre 3

la voie de la santé

L'ayurvéda insiste sur la digestion et le métabolisme : les *agnis* ou feux digestifs. Il y en a plusieurs, le principal étant dans l'estomac et l'intestin grêle. L'ayurvéda reconnaît sept métabolismes de tissus en action dans chaque cellule. Ils gagnent leur force du feu intestinal ou gastrique. S'il est fort, tous les métabolismes de tissu sont actifs pour construire des tissus forts et les garder en bonne santé.

Nous remplaçons chaque année 98 pour cent de nos atomes, pierres d'angle du corps. Tous les tissus du corps sont donc renouvelés en quelques années. Votre corps n'est pas statique, c'est un flux immense de transformations constantes. Si les processus de transformation, les *agnis*, sont sains, les tissus bâtis seront forts. Si vous ne vous sentez pas en forme ni dynamisé, commencez par prendre plus soin de votre digestion et par équilibrer votre *agni*. Les métabolismes ainsi stimulés produiront plus d'énergie et commenceront à renforcer vos tissus, puis après quelques mois, les bienfaits afflueront.

L'ayurvéda encourage l'exercice pour la santé, la vitalité, la force et l'endurance. Un sport approprié améliore la digestion et le métabolisme et aide le corps à se libérer des toxines. La voie ayurvédique de la santé comprend des stratégies pour vous garder en bonne santé, mentale, spirituelle et physique.

SOIGNER VOTRE DIGESTION

Pour une bonne santé, une bonne digestion est fondamentale. Vous devez coopérer pour cela avec votre système digestif. Nous abusons des snacks, nous mangeons sur le pouce, trop et sans avoir faim, tout ceci perturbe un bon métabolisme et détraque la santé.

Seule chose vraiment capitale : écouter son système digestif. Il vous envoie un signal unique quand il est temps de manger : la faim. Manger par sociabilité, pour le confort ou pour s'occuper perturbe la digestion, mais de telles habitudes sont si communes aujourd'hui que peu de personnes éprouvent la véritable faim.

La plupart des problèmes de poids résultent du fait que nous ignorons nos besoins internes et notre nature. En veillant à vos sensations intestinales, vous vous reconnecterez à cette intelligence interne qui crée la santé. Coopérez avec elle pour normaliser progressivement votre poids et apprécier davantage les aliments.

Débutez la journée avec un petit-déjeuner léger en fonction de votre faim. Ne pas trop manger au petit-déjeuner signifie que vous aurez ensuite faim pour un bon déjeuner. Satisfaire votre faim au déjeuner sans trop manger fera revenir l'appétit pour le dîner. Entre les repas, buvez et ne mangez qu'en cas de faim physique. Le cas échéant, mangez très léger pour ne pas subtiliser la faim pour le repas suivant.

C'est simple, mais cela exige un peu d'attention. Essayez d'acquérir cette habitude : avant de manger, demandez-vous d'abord si vous avez faim. Portez votre attention sur votre estomac, où se ressent la vraie faim. Une fois votre repas terminé, consultez votre estomac. Si vous avez convenablement mangé, vous vous sentirez bien. Sinon, vous aurez une sensation d'inconfort ou de ballonnement. En observant simplement ses signaux, vous apprendrez comment coopérer. Manger à sa faim donne un sentiment agréable. Manger la bonne quantité d'aliments au bon moment apporte la santé et normalise le poids.

La meilleure nourriture au monde ne sera pas bonne si vous ne digérez pas correctement. Pour cette raison, il faut insister sur une bonne digestion. Pour bien digérer, le plus important est de manger selon sa faim.

APPRECIER LES ALIMENTS

Manger doit être un plaisir. Comme c'est un moment de restauration, il faut bien s'y prendre : détendu, gai, mangez toujours assis. Actif, le système nerveux sympathique conduit le sang dans les muscles et le cerveau et hors des intestins, même quand vous regardez la télévision ou quand vous lisez. Concentrez-vous de préférence sur votre repas. Détendez-vous et savourez vos aliments.

Assis à savourer votre nourriture avec faim, vous ressentez cet appétit jubilatoire, signal inné d'une bonne digestion, qui devrait être présent à chaque repas. Buvez modérément quand vous mangez. Avant, un peu de gingembre avec citron, sel et miel stimule la digestion, tout comme les épices : fenouil, cumin, coriandre et poivre. Sont ici aussi fournies les six saveurs : sucré, acide, salé, épicé (poivre), amer (citron ou légumes verts à feuilles) et astringent (l'effet sec de la pomme ou du pois chiche), qui doivent être toutes consommées au cours d'un repas pour apporter entière satisfaction, sinon le corps reconnaît que certains aliments de base manquent.

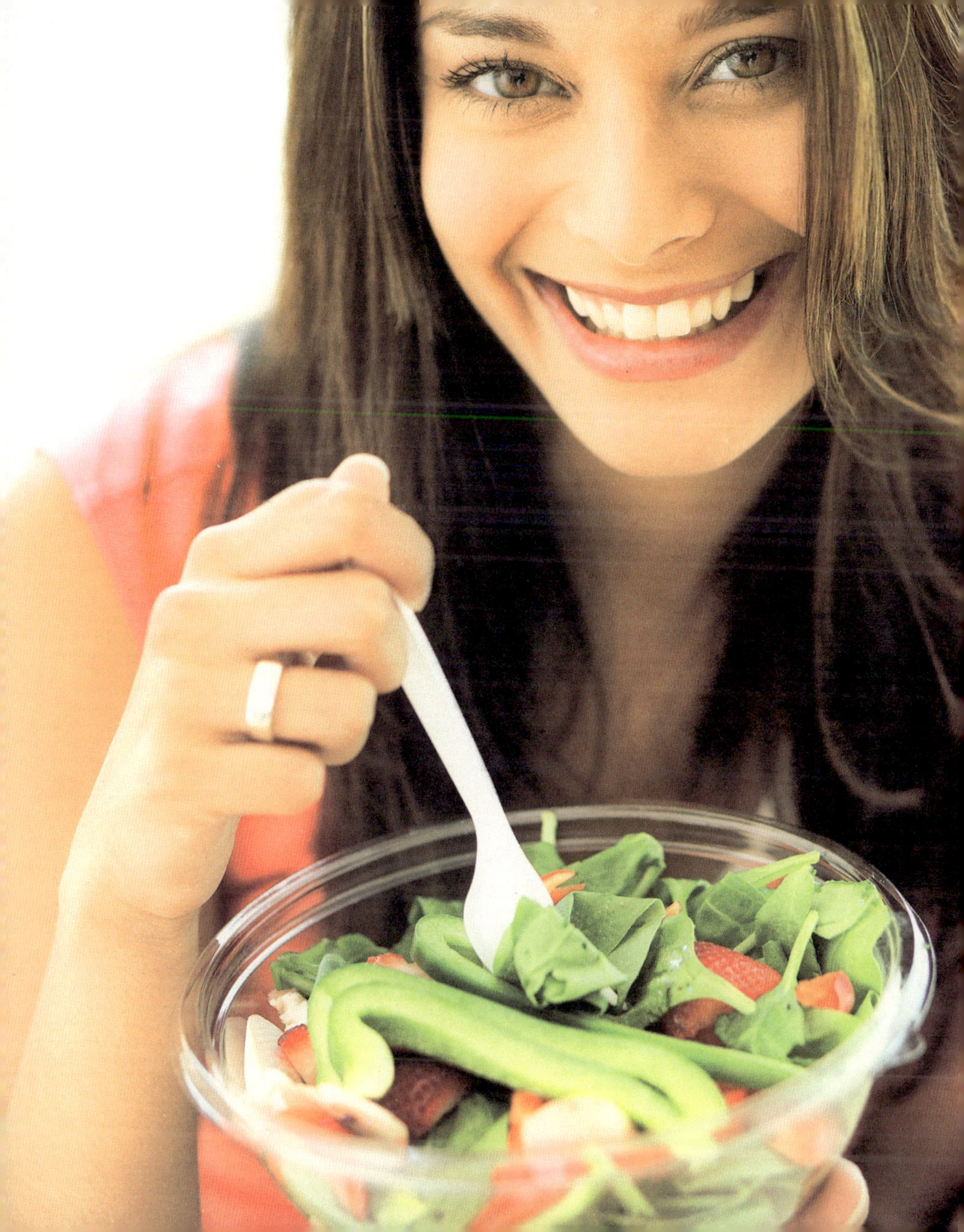

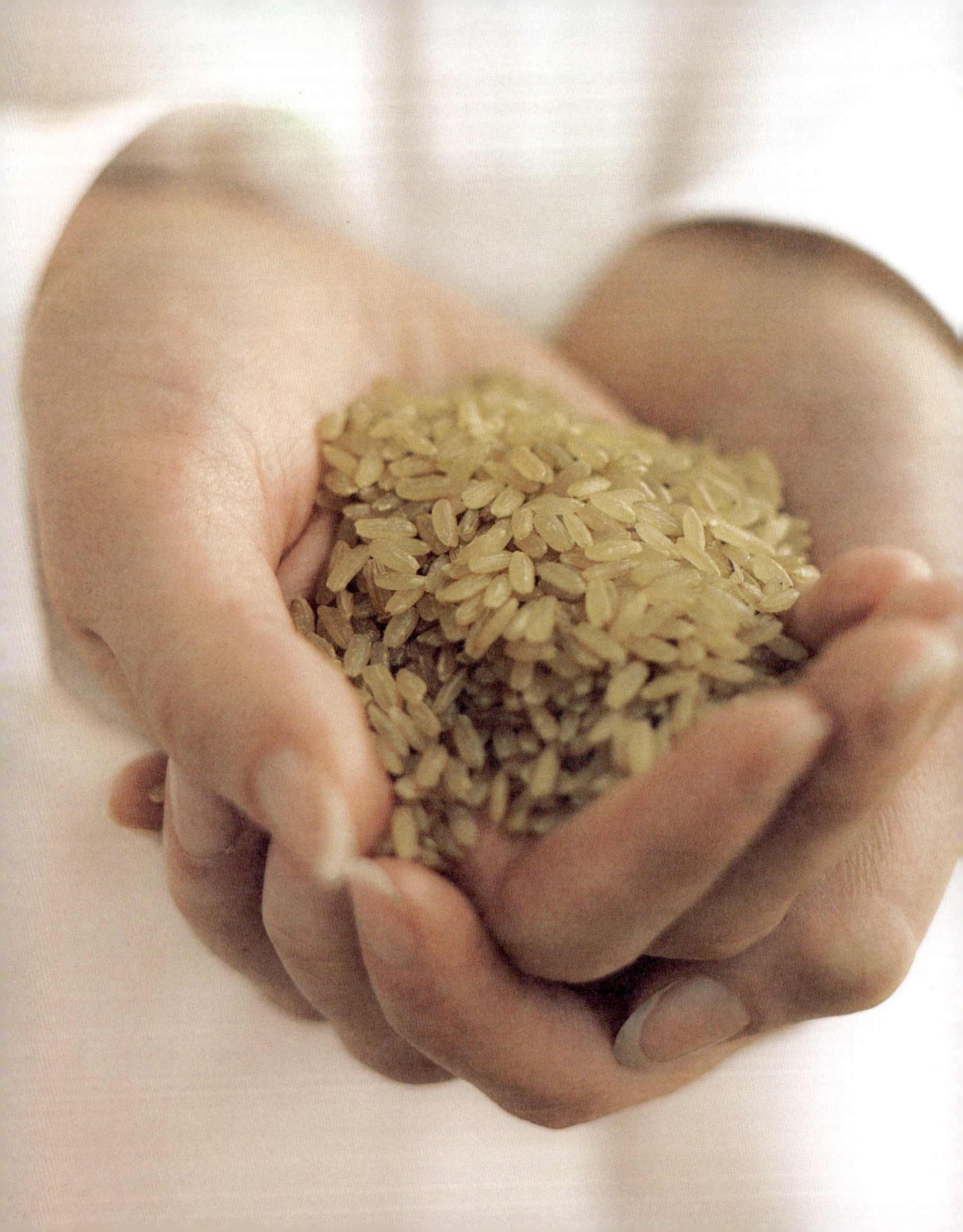

CHOISIR LES BONS ALIMENTS

Vous êtes comme vous mangez. Choisissez des aliments de qualité selon vos besoins et selon la saison, non des aliments raffinés, préparés ou génétiquement modifiés.

Pour *Vata*, aliments chauds et nourrissants : huiles, blé, riz, quinoa, produits laitiers, noix, graines, épices douces ; et régularité : trois repas par jour plus des encas. Gare aux légumes verts à feuilles et légumes secs (sauf mungo). Privilégier le sucré, l'acide et le salé.

Pour *Pitta*, aliments froids, lourds et fades et éviter de sauter des repas : fruits sucrés, légumes verts à feuilles, la plupart des légumes secs, produits laitiers non fermentés, blé, orge, avoine et édulcorants (sauf miel). Eviter épices fortes telles ail et piment. Préférer le sucré, l'amer et l'astringent.

Kapha a la digestion lente, deux petits repas suffiront. Choisissez des aliments à la vapeur, légers, chauds et secs ; les céréales (sauf le blé), le miel (non chauffé) ; très peu d'huile ; les épices pour la digestion. Favorisez l'épicé, l'amer et l'astringent.

EXERCICE POUR LES TYPES VATA

Le sport doit s'adapter à votre nature. Les qualités de *vata* : léger, rapide, mouvant, froid, sec et rugueux augmentent avec le sport. Les types *vata*, ou les gens avec un déséquilibre *vata*, devraient par conséquent modérer le sport. Ayant tendance à être trop enthousiastes, la prudence est de mise car ils peuvent devenir drogués du sport. Un exemple : la femme surentraînée dont vata est si déséquilibré qu'elle n'a même plus ses règles.

Si vous avez un *vata* fort, faites du sport avec modération : une marche détendue de 20 à 30 minutes ou un jogging lent. Essayez le yoga, le Taï chi ou la méthode Pilates. Comme *vata* a peu d'endurance, préférez les sports avec des pointes de vitesse et des périodes de repos : un 100 mètres par exemple ou le tennis de table qui exige rapidité et agilité. Les gens *vata* sont bons en gymnastique du fait de leur finesse et de leur agilité. Marathons ou sports extrêmes ne vous sont pas du tout adaptés.

Un massage à l'huile avant ou après un sport énergique est une façon agréable de s'équilibrer.

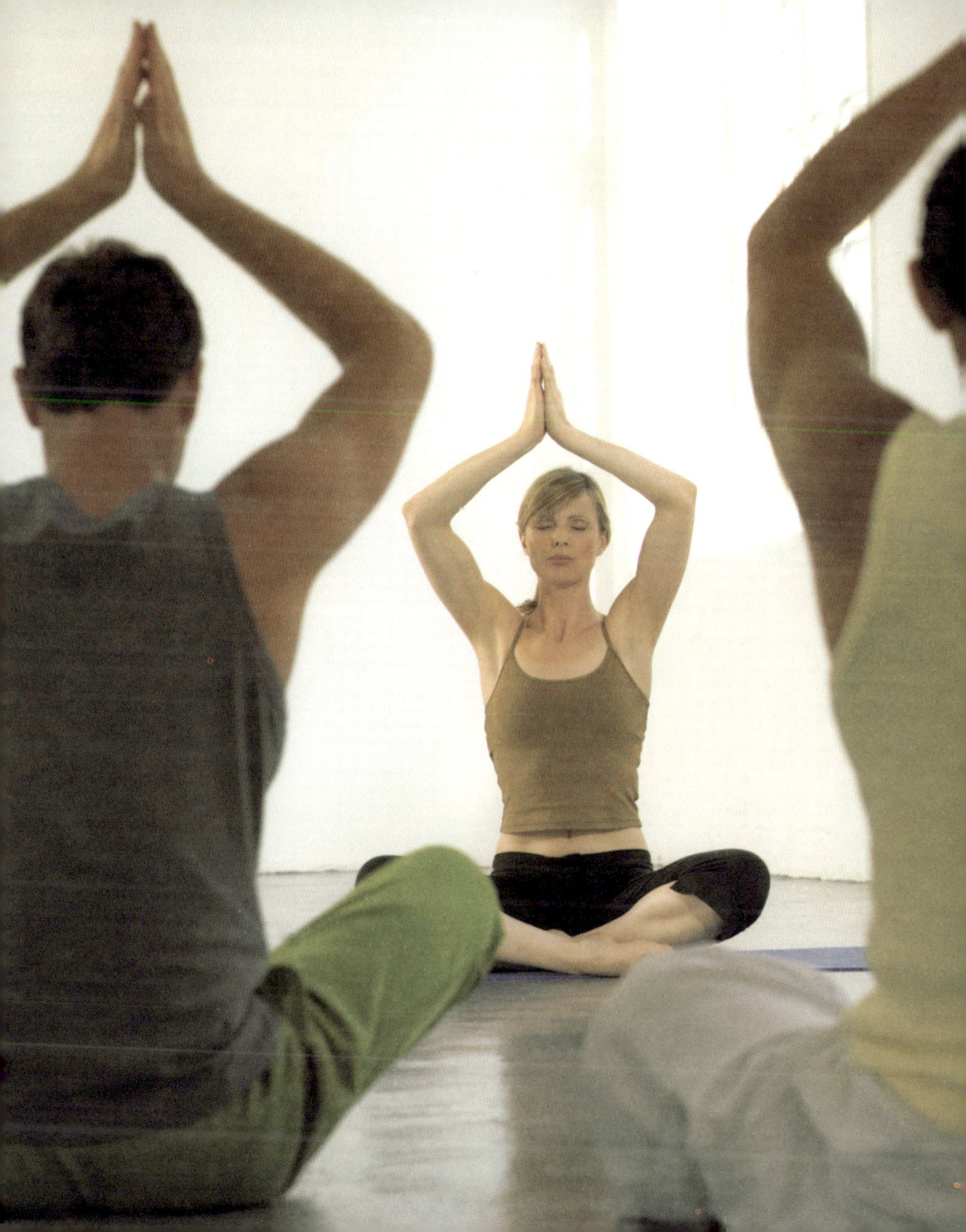

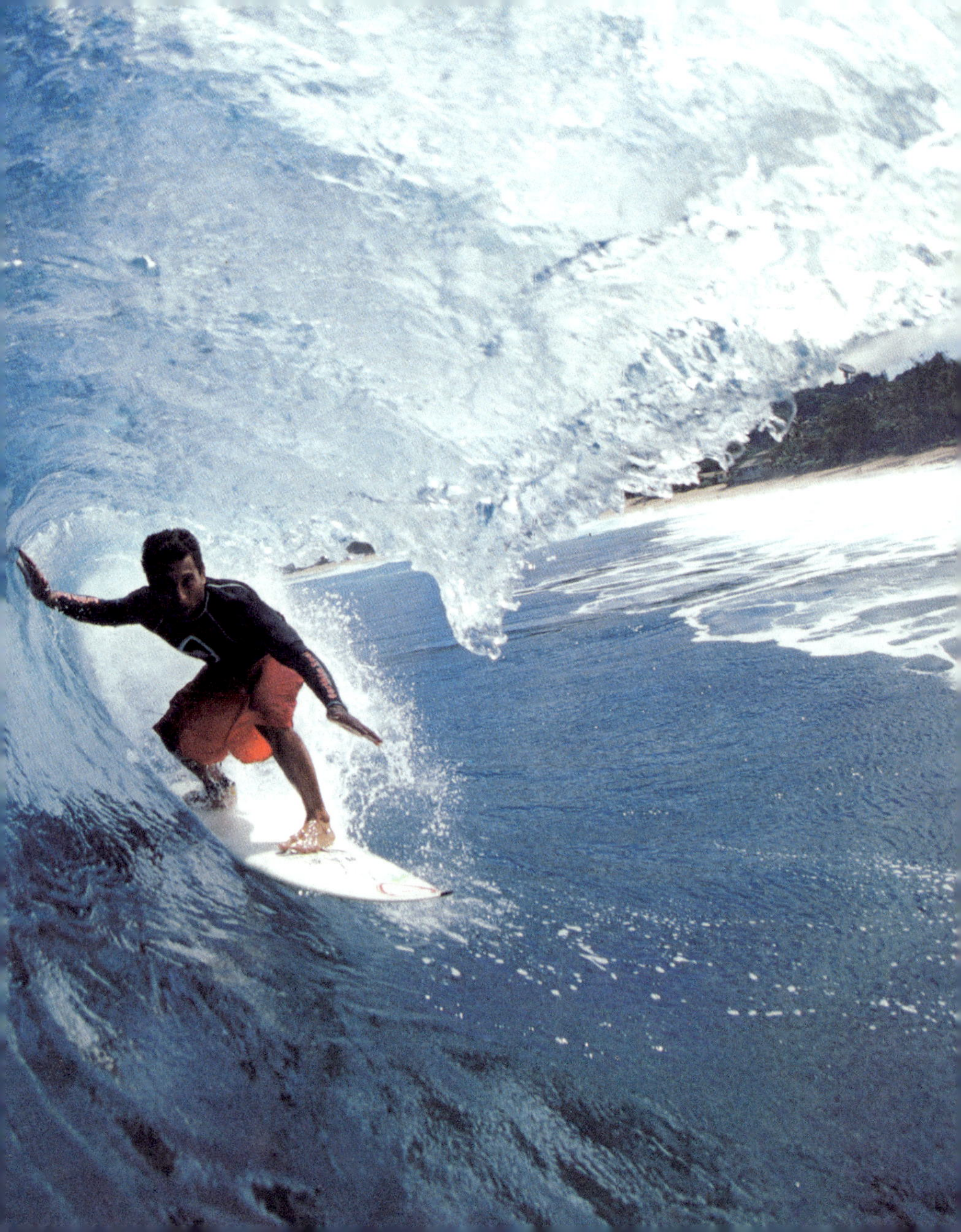

EXERCICE POUR LES TYPES PITTA

Les gens *pitta* ont une force et une endurance moyennes. Ils ont aussi un esprit de compétition très fort et une grande détermination. Ils font de grands sportifs et sont souvent capitaines de leur équipe.

Les sports adaptés incluent tennis, cyclisme, course de demi-fond, course automobile et la plupart des sports d'équipe. L'équipe évite au *pitta* de se surmener en essayant de tout faire tout seul. En fait, si vous êtes *pitta* et que vous vous entraînez avec vigueur, vous allez facilement surchauffer. Ainsi, et parce que *pitta* est fougueux, les sports aquatiques sont appropriés : natation, surf, windsurf et voile. Randonnée et escalade sont bonnes car plus vous montez, plus il fait froid. Conseillés aussi, les sports d'hiver tels patin à glace et ski.

Pitta a tendance à suer facilement et doit donc spécialement remplacer ses liquides pendant le sport. Préférez l'eau plate ou parfois des jus de fruit sucrés réducteurs de *pitta*. Massage à l'huile de noix de coco et douche froide font bien récupérer d'un sport intense.

EXERCICE POUR LES TYPES KAPHA

Si *kapha* prédomine chez vous, le sport est votre meilleur tonique. Pratiquez en matinée, vous vous sentirez et fonctionnerez considérablement mieux. Tout sport est bon. En général, plus vous en ferez, mieux vous vous porterez.

Comme vous êtes *kapha*, vous tendez à être stable, fort et lent. Le sport doit donc être énergique, exigeant, rapide et excitant : marathons, compétitions de triathlon, squash. Ou bien rejoignez la ligne avant d'une équipe de rugby.

En athlétisme, vous avez la force de lever des poids et de lancer marteau, disque ou poids. La lutte est un autre sport requiérant de la force (le sumo est le type *kapha* par excellence). La chute libre et le deltaplane vous initient à l'élément air qui équilibrera la prédominance *kapha* des éléments terre et eau.

Du sport à toute heure de la journée, en toute saison est bon pour *kapha*. Sans sport approprié, les gens *kapha* prennent trop de poids et deviennent facilement tristes et déprimés. Pour eux, le sport est impératif.

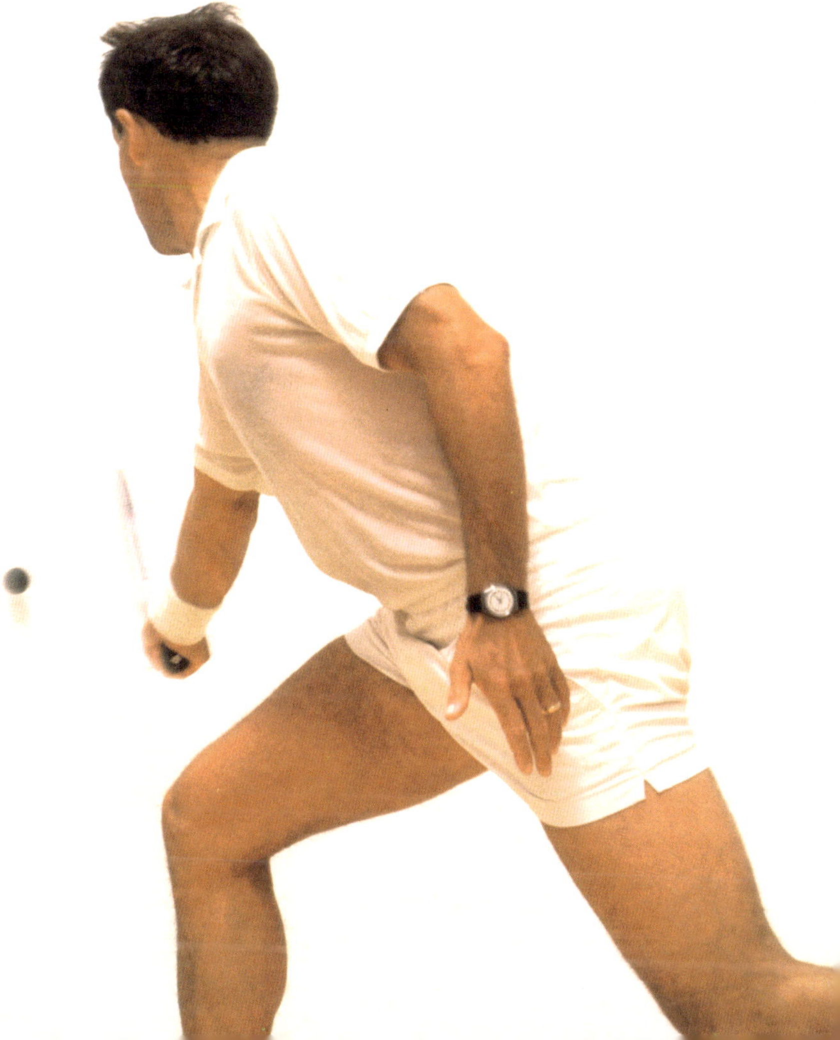

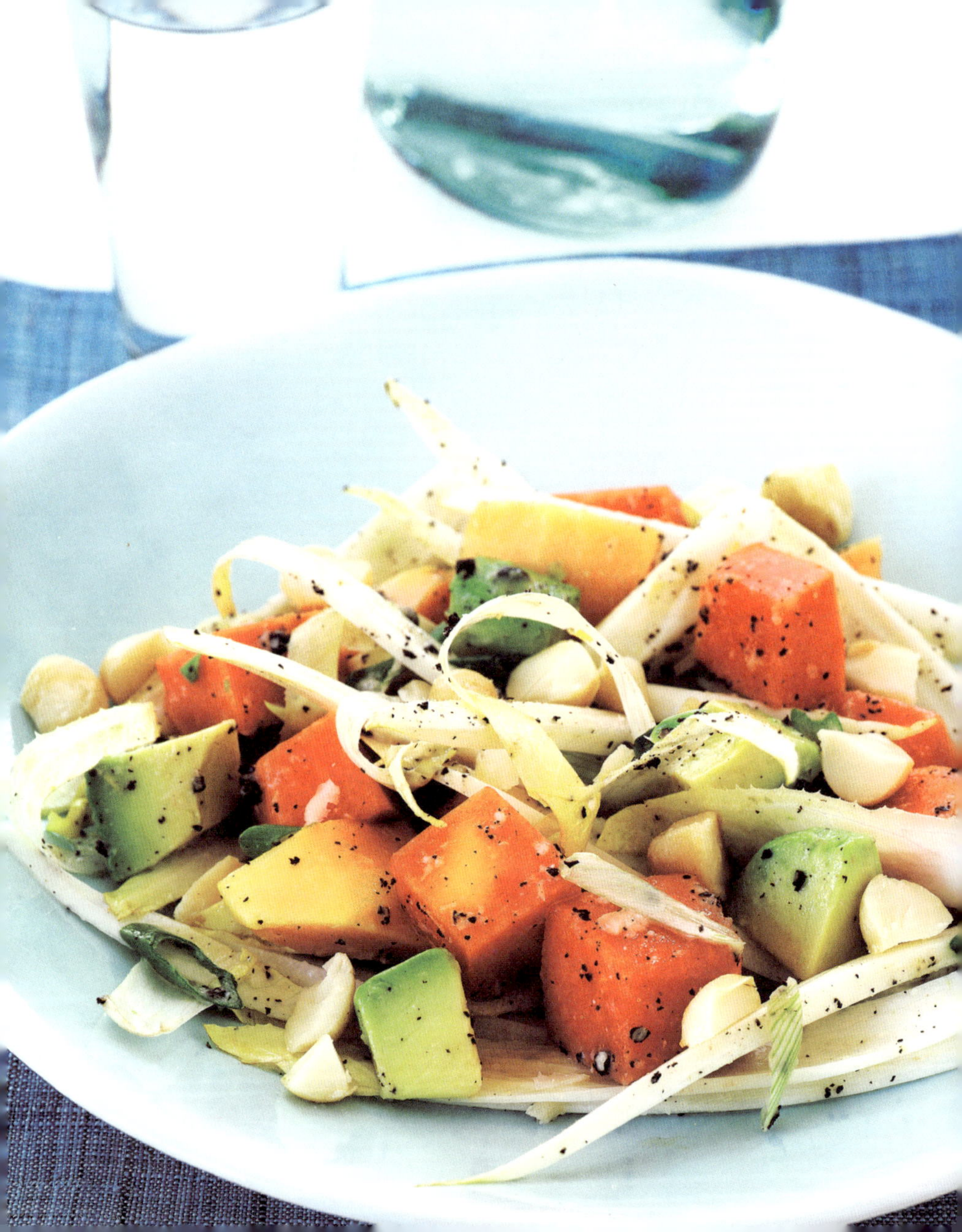

Dis-moi ce que tu manges, je te dirai ce que tu es.

JEAN-ANTHELME BRILLAT-SAVARIN

(1755–1826)

Quand le régime est mauvais, les médicaments ne sont d'aucune utilité.
Quand le régime est bon, nul besoin de médicaments.

PROVERBE AYURVEDIQUE

LES STADES DE LA MALADIE

La maladie provient d'un déséquilibre des *doshas* et l'ayurvéda décrit six stades de développement de la maladie. Un excès de *dosha* se forme en son emplacement propre, puis il s'agite, il s'étend ensuite dans le corps et s'installe alors dans une zone vulnérable. Au cinquième stade, la maladie se manifeste et au sixième, des complications surviennent. Il y a des symptômes dès le premier stade : bénins au début mais suffisants pour vous alerter. Aux stades deux et trois, vous êtes inquiet et c'est au stade trois ou quatre que vous consultez votre médecin.

Il est important d'agir dès les premiers stades du développement de la maladie, bien que la médecine conventionnelle ne les diagnostique pas. Des stades un à trois, le processus est plus facile à renverser. Au stade quatre, la maladie s'installe mais peut encore être éradiquée. Au stade cinq, le problème aura besoin d'un traitement plus fort pour être vaincu, c'est pourquoi les médicaments ont si souvent des effets secondaires. Avec l'ayurvéda, vous prévenez la maladie et guérissez aux premiers stades.

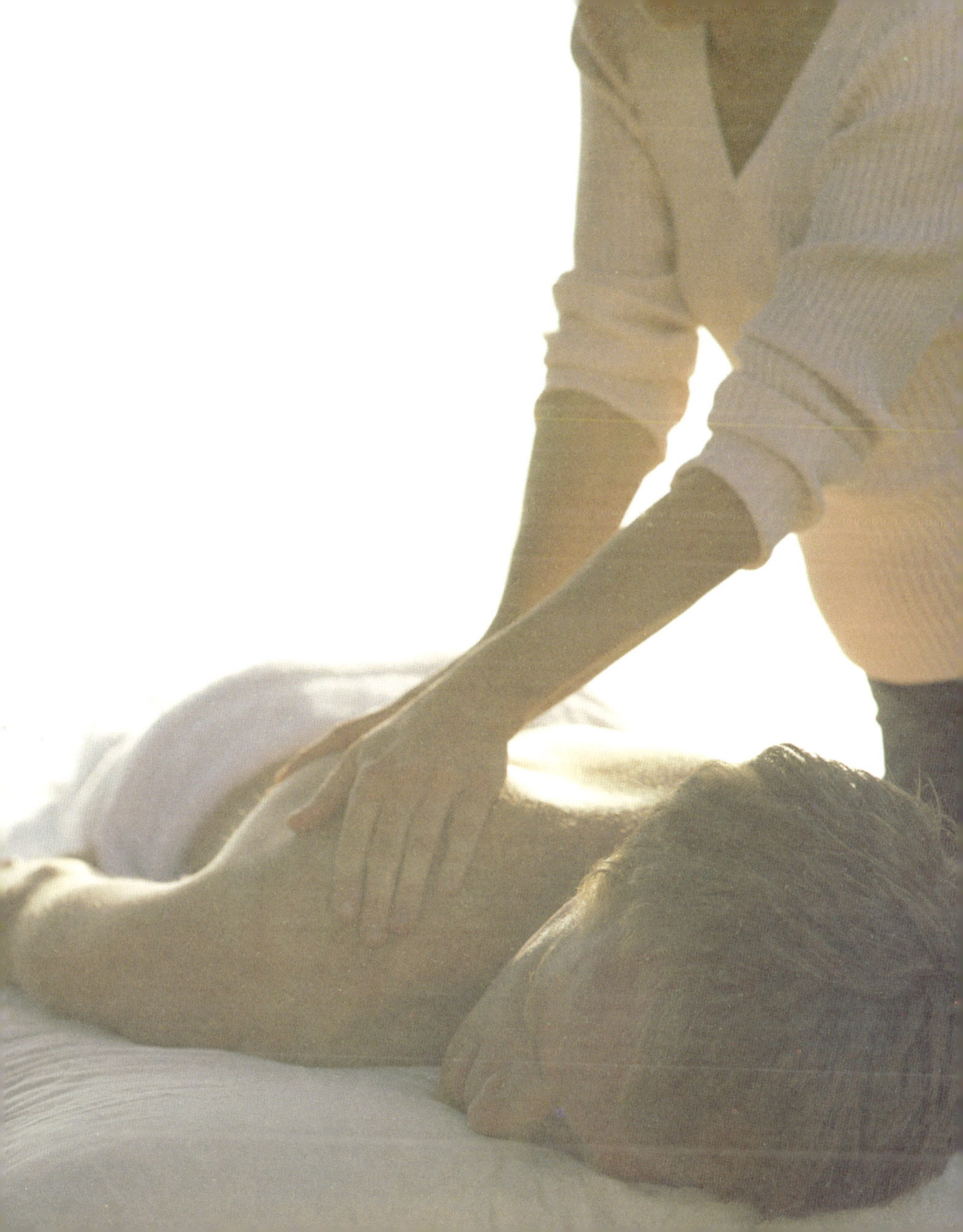

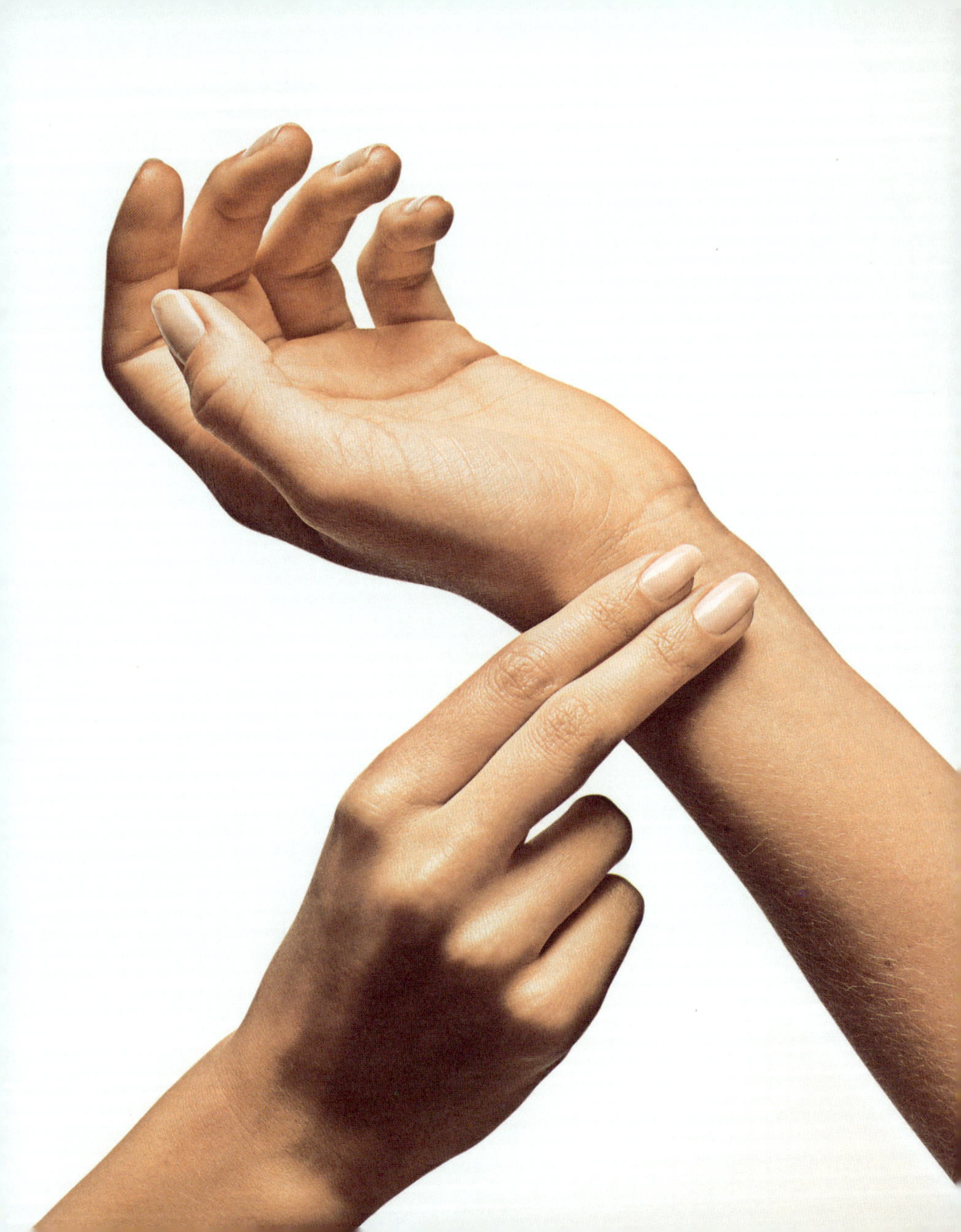

CONSULTER UN PRATICIEN

Dans la clinique d'un praticien ayurvédique, ou *vaidya*, elle/il vous observe attentivement : structure, attitude, façon de bouger, de penser et de parler, sens de l'humour, tout exprime votre *vata*, *pitta* ou *kapha*. Elle/il vous questionnera sur vos problèmes actuels et passés et sur tous les aspects de votre style de vie.

Le *vaidya* examinera sans doute votre langue et prendra toujours votre pouls car, partie importante du diagnostic ayurvédique, celui-ci reflète les qualités de *vata*, *pitta* et *kapha* et leur équilibre dans le corps.

Le praticien établit votre état de santé, vos déséquilibres et leurs causes. Elle/il vous conseillera quelques changements : style de vie, alimentation, sport, attitude ou sentiments ; des façons de surmonter le stress et d'animer votre digestion ; des mécanismes d'éliminations des toxines et des plantes pour soigner ou renforcer. A la première consultation, vous discuterez de quelques changements à effectuer, par la suite vous ferez évoluer votre programme pour améliorer davantage votre santé.

STRATEGIES DE TRAITEMENT

En médecine occidentale, une consultation est presque toujours orientée sur la maladie : le médecin analyse la maladie et essaie de comprendre quelle partie de quel tissu est impliquée. Le processus est très spécialisé alors qu'une consultation ayurvédique est plus générale et holistique. Au lieu de chercher un problème localisé spécifique, l'ayurvéda observe les dynamiques universelles opérant partout dans votre esprit-corps, les *doshas*, dont l'équilibrage soigne tous les problèmes spécifiques.

Ainsi, au lieu de n'utiliser que des médicaments pour traiter la maladie, l'ayurvéda a une stratégie quadruple. En premier : identifier et stopper ce qui perturbe les *doshas* : aliments, activités, loisirs inappropriés. Ensuite : introduire les qualités opposées dans le *dosha* perturbé pour renverser le processus de maladie : aliments et activités refroidissants pour un *pitta* en surchauffe, par exemple. Puis, l'ayurvéda se sert de médicaments végétaux et minéraux pour équilibrer les fonctions spécifiques et agir comme toniques des parties vulnérables. D'autres bienfaits sont possibles mais jamais d'effets secondaires néfastes. Enfin, quand l'intensité de la maladie le justifie, l'ayurvéda recourt à des traitements forts tel le *panchakarma* (élimination des toxines) et à des métaux transformés dans des médicaments aux plantes.

L'ayurvéda diffère encore de la médecine conventionnelle car un des buts premiers du praticien, ou *vaidya*, est de vous aider à guérir en vous éclairant et en vous conseillant de meilleurs choix de vie. En médecine, le docteur traite, le patient guérit. L'ayurvéda, lui, vous permet de vous soigner vous-même. Le *vaidya* utilise aussi sa connaissance pour choisir les traitements de *panchakarma* adéquats, des suppléments végétaux et minéraux et des toniques pour aider la guérison.

Bien que différent, l'ayurvéda s'intègre totalement à la médecine conventionnelle. Toutefois, tous les traitements ayurvédiques ne sont pas toujours disponibles. Si vous avez une maladie, demandez un avis médical. Quand vous connaissez le problème, vous pouvez utiliser l'ayurvéda de pair avec les médicaments de votre docteur et choisir les conseils qui vous aident à guérir.

ELIMINER LES TOXINES

L'ayurvéda appelle *ama* toute toxine produite dans l'esprit-corps. *Ama* apparaît quand la digestion ou tout autre processus de transformation se détraque. Il se dépose dans les cellules et les tissus, les perturbant et provoquant la maladie. Votre corps a des mécanismes pour le garder propre et exempt de tels débris. Si ces mécanismes de nettoyage défaillent, la maladie survient.

On prévient et élimine *ama* de plusieurs façons. D'abord, on stimule la digestion avec gingembre, fenouil, cumin, coriandre, cannelle, clous de girofle et poivre noir prévenant la formation d'*ama*. Des épices et plantes aident à le briser : gingembre, curcuma, basilic et fenugrec. Débarrasser vos tissus *d'ama* est le but de nombreuses préparations végétales ayurvédiques.

Le sport stimule les fonctions du corps et évacue *ama*. Une marche matinale fait ainsi disparaître raideur et apathie. Une autre stratégie est le jeûne : pour *vata*, très léger, pour *pitta*, modéré, pour *kapha*, conséquent. Il est bon pour tous de manger léger une fois par mois en n'ingérant que soupes, fruits et liquides. De petites gorgées d'eau chaude toute la journée évacuent les toxines du corps.

La branche de l'ayurvéda vouée à la détoxification est *panchakarma*. Les toxines hydrosolubles sont éliminées via les reins, mais les liposolubles, plus difficiles à évacuer, s'accumulent dans les tissus. De nombreux produits chimiques liposolubles polluent l'alimentation et l'environnement, entraînant des maladies graves.

Panchakarma peut fournir une solution à ce problème moderne. Les traitements impliquent prise orale d'huiles et massage du corps jusqu'à saturation des tissus. Suivent des traitements par la chaleur, bains de vapeur ou massages à l'huile chaude, et enfin le nettoiement par purgatif ou enema : les toxines liposolubles extraites des cellules sont attirées dans les intestins pour y être éliminées. De tels traitements fleurissent partout dans des établissements de santé spa. Ils requièrent beaucoup de sommeil et un régime très léger.

L'élimination des toxines est nécessaire dans le traitement de quasiment toutes les maladies, autre facette importante de l'approche ayurvédique de la santé.

MASSAGE

Le massage nourrit les sentiments, apaise les douleurs, calme les tensions mentales, prévient la fatigue, lubrifie muscles et articulations et renforce. L'ayurvéda en conseille un par jour, et aussi de masser bébés et enfants.

Au lever, faites-vous un massage à l'huile de sésame (tournesol ou noix de coco pour un *pitta* fort) de la tête vers le bas : mouvements circulaires sur les articulations et rectilignes sur les membres. Sur l'estomac, en débutant par la hanche droite, effectuez des cercles remontant sur le côté droit, sous la cage thoracique, puis redescendant sur la gauche. Laissez l'huile pénétrer 10 minutes puis savourer un bain ou une douche chaude.

Vata déplace *pitta* et *kapha*. L'huile de sésame est la meilleure substance pour équilibrer *vata*. Après ce massage, les trois *doshas* bougeront correctement dans votre esprit-corps. On peut mesurer l'huile de sésame dans la circulation sanguine après 10 minutes d'application. Disponible pour tous les tissus, elle fournit une excellente alimentation et prévient le vieillissement.

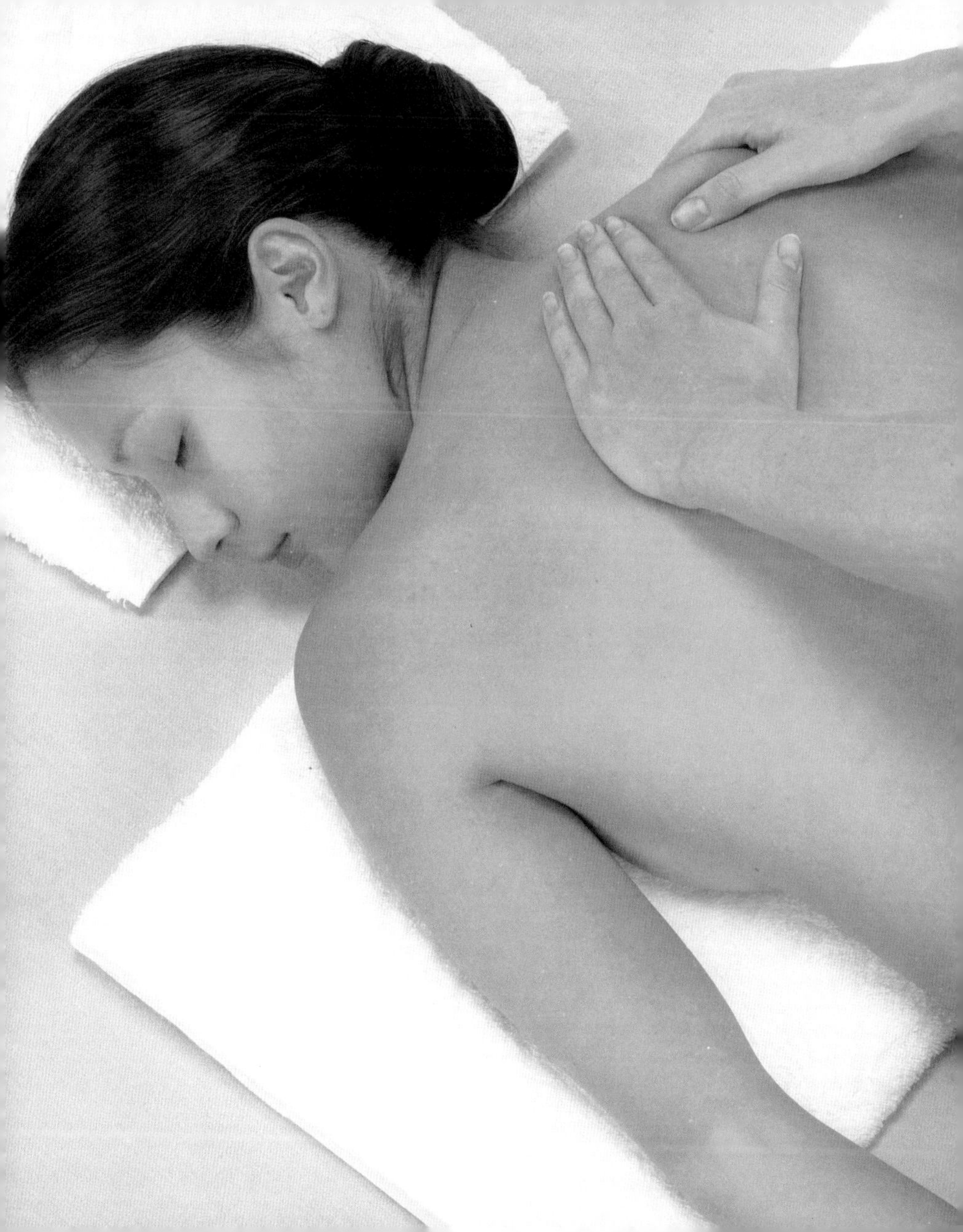

PLANTES ET TONIQUES

Le vaidya respecte les plantes et connaît leurs propriétés, goûts, énergies, effets post-digestifs et effets spécifiques dans le corps. L'ayurvéda décrit les propriétés curatives de milliers de plantes. La recherche scientifique en a confirmé les bienfaits d'environ 500.

On trouve les plantes ayurvédiques communes en magasin diététique : Ashwagandha (*Withenia somnifera*), meilleure herbe anti-stress, Brahmi (*Bacopa moniera*) pour la mémoire, et Guggulu (*Balsamedendron mukul*) pour arthrite, cholestérol élevé et obésité.

Une herbe peut avoir de nombreux effets sur votre corps. Le *vaidya* doit choisir la meilleure combinaison spécifique pour vous. En cas d'eczéma brûlant et humide, il/elle prescrit une préparation froide et asséchante, établissant ainsi une relation curative entre les êtres vivants. L'ayurvéda diffère de la phytothérapie car il utilise produits animaux, minéraux et métaux purifiés et donc des combinaisons complexes d'ingrédients, contrairement aux herbes simples. Ces combinaisons, comprenant jusqu'à 40 ingrédients, soutiennent la digestion et le métabolisme, éliminent les toxines, traitent *vata*, *pitta* ou *kapha* ou votre problème ou encore neutralisent les possibles effets secondaires. Les recettes de la plupart des préparations utilisées communément ont été écrites il y a des millénaires. Il y a différentes formes : poudres, pilules, pâtes, décoctions, vins médicinaux et huiles aux herbes.

Un médicament contient en général un produit actif alors qu'une préparation ayurvédique peut en contenir des centaines interagissant en une synergie complexe. Ainsi, les concentrations de principes actifs sont minuscules par rapport à un médicament et ils fonctionnent d'une toute autre façon. Effets secondaires rares.

Deux types de plantes sont décrits en ayurvéda. L'une traite la maladie et rétablit l'équilibre, l'autre améliore santé et vitalité et prévient les effets néfastes du vieillissement. Une de ces plantes, Amrut Kalash, meilleur antioxydant jamais étudié, stimule le système immunitaire et protège des facteurs contribuant aux maladies cardiaques et accidents cérébraux.

L'harmonie, c'est manger et se reposer,
dormir et marcher : l'équilibre dans tout ce que tu fais.
C'est la voie de la paix.

BHAGAVAD GITA
(VIe SIECLE ANE)

Le courant glisse tranquillement,
qu'il glisse pour toujours.
La forme subsiste, la fonction ne meurt jamais.

WILLIAM WORDSWORTH
(1770-1850)

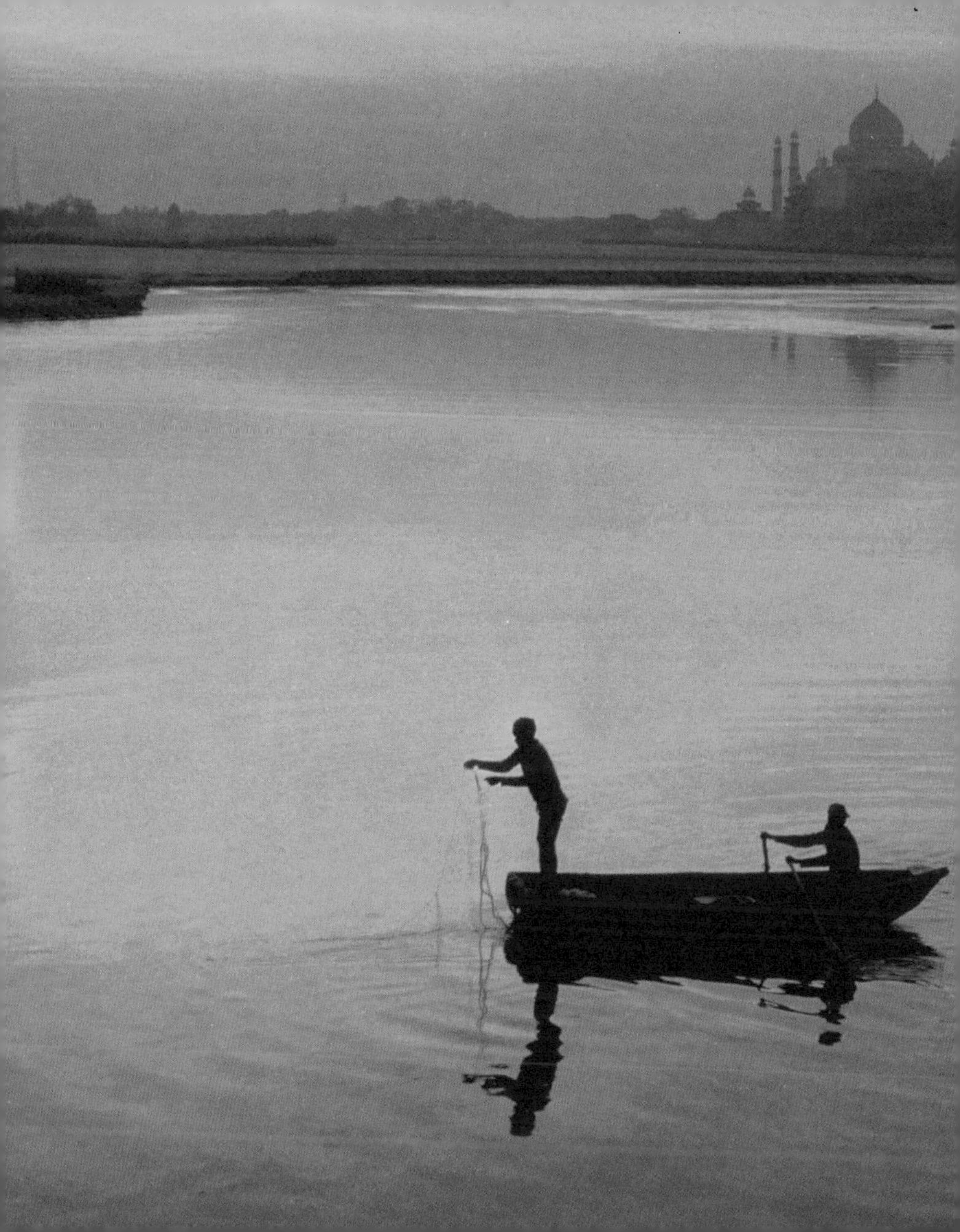

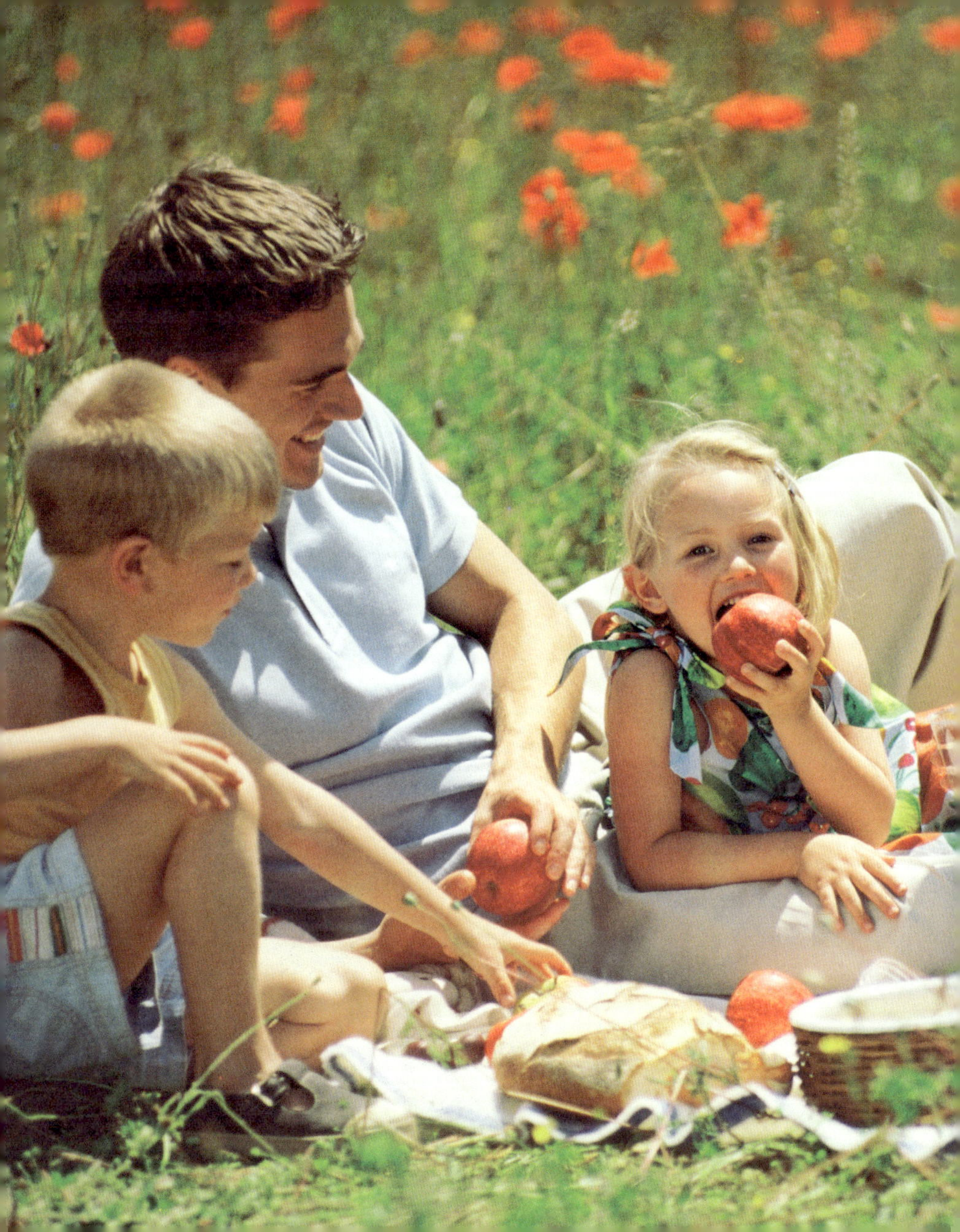

SANTE DE L'ESPRIT

Trois principes ayurvédiques essentiels régissent l'esprit : *sattva*, pureté de l'esprit, implique toutes les vertus : courage, sagesse, honnêteté et amour, sattva est santé mentale ; *rajas* est suractivité : stress, égoïsme, agression, colère, haine ; *tamas* est apathie, léthargie, dépression, avidité et stagnation.

Tamas croît avec : aliments rances, anciens, recuits, gras, préparés, pommes de terre, champignons et suralimentation ; *rajas* avec : café et autres excitants, ail, oignons, vinaigre, piment, pickles, sel, aliments épicés, alcool et boissons gazeuses. La viande rouge augmente les deux.

Améliorez votre santé mentale en stimulant *sattva* grâce aux habitudes saines, conseils digestifs et expériences nourrissantes décrits ici. Choisissez de meilleurs aliments : *sattva* est stimulé par un régime léger comprenant fruits et légumes de saison, céréales et noix, graines un peu grillées, quelques produits laitiers et épices. Des aliments cuits avec amour et consommés l'esprit posé dans une atmosphère calme génèrent *sattva*.

CORPS, PENSEE ET ESPRIT

Quand *vata*, *pitta* et *kapha* sont équilibrés, votre corps est en bonne santé. Le mot sanskrit pour santé est *swastha* et sa signification introduit une dimension spirituelle à la compréhension de la santé. *Swastha* se traduit mot à mot par « établi dans le moi ». Le concept de moi en ayurvéda va au-delà de ce que nous concevons comme notre « moi ». L'ayurvéda reconnaît chacun d'entre nous comme étant le potentiel absolu structurant l'univers.

Du point de vue ayurvédique, votre esprit est comme un vaste océan avec des vagues de grande activité en surface, mais un calme profond au-dessous. Ce calme profond, il le décrit comme conscience pure, vigilance silencieuse au-delà même de la moindre pensée. Tout comme une vague tire force, vitalité et existence même de sa source dans l'océan, votre esprit tire créativité, intelligence et énergie de la conscience pure profondément en vous.

En ayurvéda, un esprit sain, c'est être conscient du lien de votre propre conscience intérieure avec l'univers qui vous entoure. Votre esprit est intégré et vous tirez le potentiel inné de votre vaste intelligence, énergie, créativité, amour et joie, et le projetez dans votre environnement.

Mais l'ayurvéda a une perspective plus grande encore qui laisse entrevoir un état de santé remarquable pour nous-mêmes et pour le monde en tant que tout. L'ayurvéda considère l'océan de conscience qui crée notre esprit et notre corps comme étant aussi le créateur de toutes les autres vagues de l'océan : l'intégralité de l'univers physique. Tout dans l'univers est une vague issue de la même source : galaxies, système solaire, une forêt tropicale, votre maison, vous. L'ayurvéda donne des conseils pratiques pour garder tous les éléments en équilibre.

Pourquoi éveiller sa source spirituelle influence la santé ? En étant intégré à votre source intérieure, vous êtes en contact avec la même source qui se manifeste dans l'univers autour de vous. Spontanément, vos sentiments, pensées, discours et actions sont adaptés à votre environnement, harmonieux, censés, aimants. C'est la base de la vie spirituelle. Une vie menée dans l'amour, l'intégration, le succès et la santé est due à *swastha*.

VOUS NOURRIR VOUS-MEME

La vie n'est jamais immobile. Votre santé s'améliore ou se détériore de jour en jour. L'ayurvéda vous enseigne la joie de créer constamment une santé meilleure.

Nourriture, toniques et sport vous nourrissent. Vous digérez et métabolisez tout ce que vous entendez, touchez, voyez, goûtez et sentez. Pour la santé du corps et de l'esprit, l'ayurvéda conseille de n'exposer vos sens qu'à des expériences exaltantes et nourrissantes.

Un bon discours, une bonne conduite tonifie. Le concept de santé concerne le tout. Votre relation avec votre univers entier détermine votre santé. Chaque sentiment, discours et action, chaque sensation surgissant, chaque morceau d'aliment, tout devrait être sain.

Prenez la responsabilité de vos pensées et de vos sentiments. Persistez dans le négativisme et vous perturberez votre santé. On peut changer des schémas négatifs avec quelques efforts. Pour cela, la connaissance védique propose d'autres stratégies. Mais choisissez d'aimer autant que possible. L'amour guérit.

En fait, l'esprit de l'ayurvéda, c'est l'amour. On doit apprendre à s'aimer soi-même, ce qui induit attention, écoute et coopération avec sa nature et ses besoins. Mangez quand vous avez faim, reposez-vous si vous êtes fatigué, profitez des expériences positives et aimez. A force de se concentrer sur son environnement, on a tendance à se perdre de vue.

Ecouter ses propres besoins est égoïste ! C'est être malavisé car le principe de nombreuses cultures est d'aimer son prochain comme soi-même : s'aimer autant soi que son prochain. Nous exigeons souvent de nous des choses que nous ne demanderions à personne d'autre.

Un autre élément d'auto-nourriture, le plus fondamental de tous, vous permet de réaliser spontanément toutes les autres stratégies de l'ayurvéda. Apaisez toutes les vagues de pensée et éveillez le calme de votre océan de conscience, votre moi intérieur. Le meilleur moyen d'y arriver, c'est par la méditation transcendantale, une ancienne tradition védique qui est aussi l'unique technique de méditation vérifiée par la science. Régulièrement pratiqué, cet apaisement de l'esprit mène à la santé idéale, le bonheur et la satisfaction.

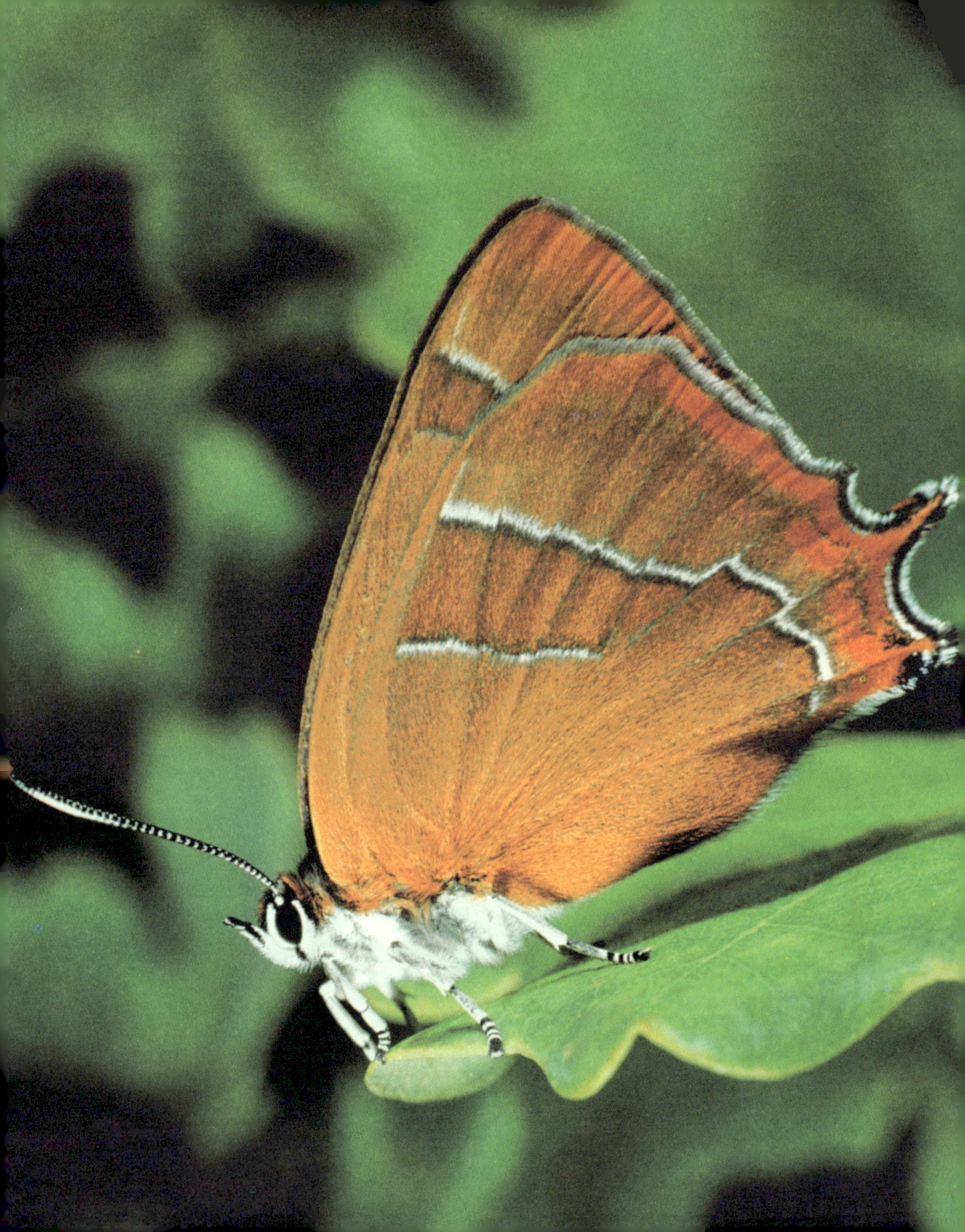

La vie appartient aux vivants, et celui qui vit
doit être préparé au changement.

JOHANN WOLFGANG VON GOETHE

(1749–1832)

Dis-toi d'abord qui tu veux être, puis fais
en conséquence ce que tu dois faire.

EPICTETE

(vers 55-135 ANE)

Chapitre 5

les cycles ayurvédiques

La vie a un rythme cyclique. Nous observons les cycles du jour, de la nuit, des saisons de l'année et de notre propre vie. L'ayurvéda décrit ces cycles en termes de *vata*, *pitta* et *kapha*. La clé de la santé est de maintenir notre équilibre dans les phases de changement.

Considérons le cycle de la vie. Les 20 premières années sont la phase *kapha*. *Pitta* prédomine entre 20 et 60 ans, puis *vata* prend le relais. Ces différentes phases ont des implications importantes sur la santé. Les principes de *vata*, *pitta* et *kapha* nous indiquent pourquoi nous sommes attirés par certaines choses à certains moments et comment garder l'équilibre. L'année est aussi divisée en phases *vata*, *pitta* et *kapha*. Le temps froid, humide et lourd de l'hiver ainsi que le sursaut de croissance au printemps sont tous deux dus à la prédominance de kapha. La qualité *pitta* de la chaleur prédomine en été. L'automne, avec ses brises fraîches, est l'époque *vata*.

Les sociétés traditionnelles étaient adaptées à leur environnement, cultivant l'équilibre dans la vie. Aujourd'hui déconnectés de la nature, nous le sommes aussi de notre propre nature, cultivant le déséquilibre. Par exemple, toute notre nature change à l'arrivée de l'hiver, mais nous croyons un manteau épais et le chauffage central suffisants. L'ayurvéda nous aide à garder l'équilibre en changeant avec les saisons.

KAPHA DANS LE CYCLE DE LA VIE

Les enfants sont légers, rapides, actifs – toutes des qualités *vata* –, mais l'enfance est une phase *kapha* de la vie car *kapha* est responsable des tissus qui grandissent et se structurent. Les enfants ont tendance à faire naturellement les bonnes choses pour rester équilibrés : tôt au lit, toujours occupés, ils aiment courir et l'aventure. Semblant exprimer *vata*, ils équilibrent *kapha*.

Si les parents ne réalisent pas cela, ils risquent d'agir au détriment du bien-être de leur enfant. Si on autorise un enfant à dormir tard, à se goinfrer de glace et qu'on ne l'incite pas au sport, *kapha* se déséquilibre et l'enfant en souffre. *Kapha* prédomine dans la tête et la poitrine : nombre de maladies infantiles sont des problèmes de types *kapha* dans une partie *kapha* du corps. Angines, toux et rhumes sont *kapha* déséquilibré. Allergies et asthme impliquent *kapha*.

Un enfant a besoin de variété, sport, aliments chauds et nourrissants et de se lever tôt pour équilibrer *kapha* et bâtir des structures solides pour un futur sain.

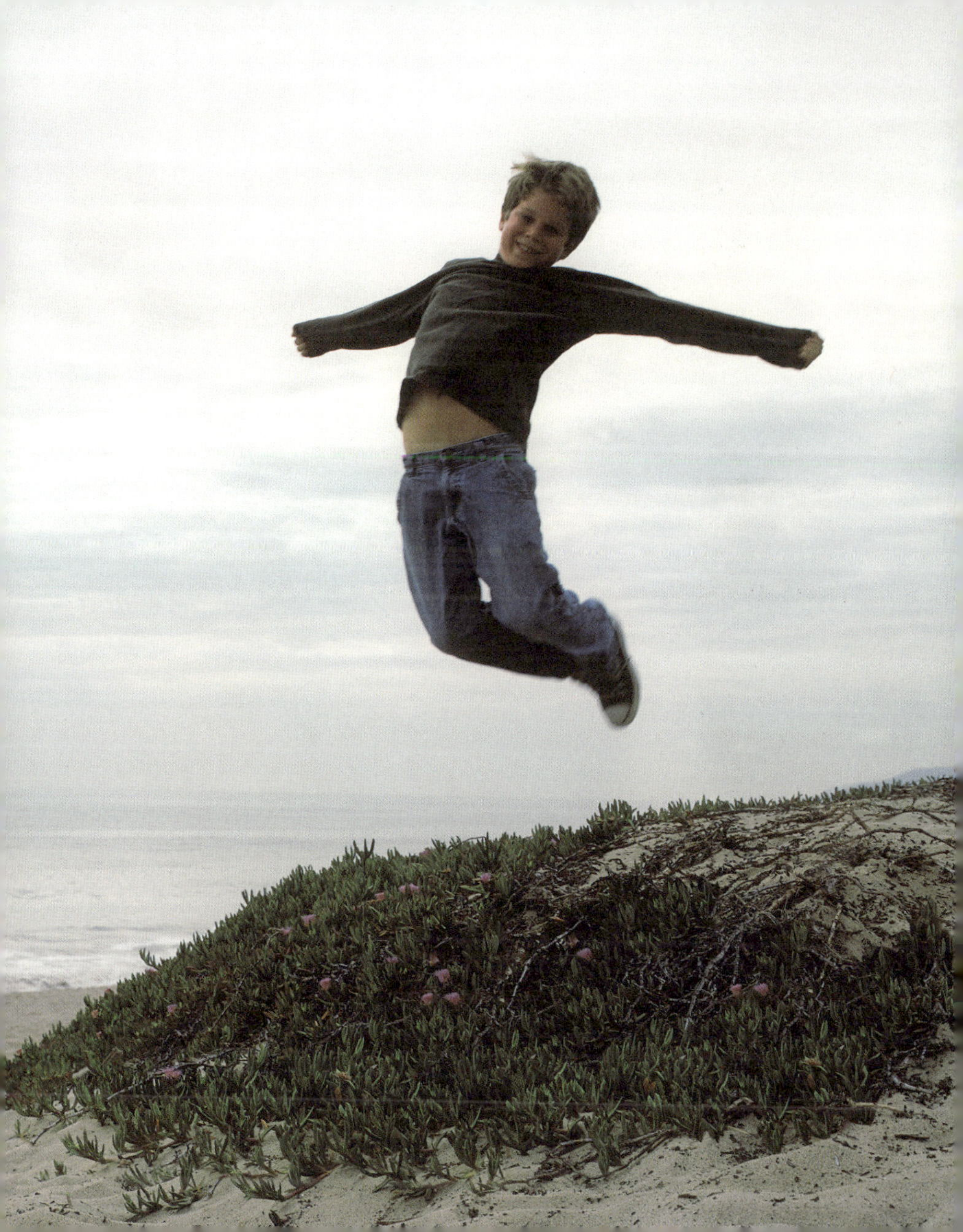

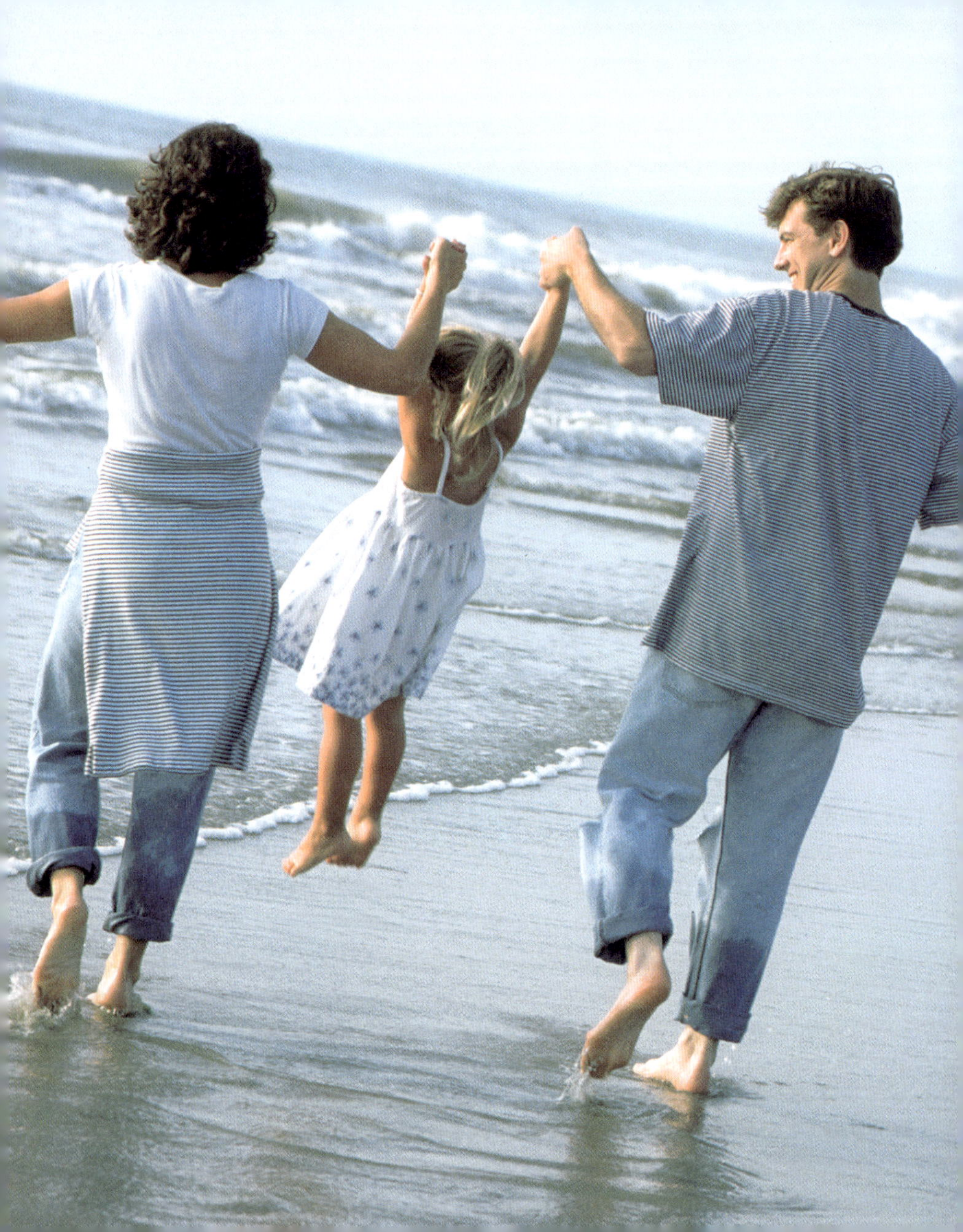

PITTA DANS LE CYCLE DE LA VIE

Après avoir bâti de solides fondements pour la vie, nous passons à la phase *pitta* à 20 ans, jusqu'à 60 ans. *Pitta* apporte ambition, détermination et les capacités d'organisation nécessaires pour atteindre ses buts dans la vie.

Sachant cela, vous pouvez agir de façon à prévenir les problèmes. Evitez les facteurs qui augmentent et perturbent *pitta* : empressement, trop d'engagements, frictions au travail et à la maison, repas expédiés sans véritable faim, trop de substances de nature chaude telles alcool et piment. Si votre *pitta* est fort dans votre nature, vous êtes alors plus enclin au déséquilibre.

Pitta se situe principalement de la poitrine au nombril, et aussi dans la peau et les yeux. Ulcères, brûlures d'estomac, colites, dermatites et inflammations sont de plus en plus fréquents : des problèmes *pitta* dans des parties *pitta* du corps. A la fin de cette phase de la vie, beaucoup de personnes portent déjà des lunettes.

Une stratégie primordiale à cette phase de la vie, c'est d'équilibrer travail et jeu. Jouez avec vos enfants !

VATA DANS LE CYCLE DE LA VIE

La période *vata* de la vie commence à 60 ans quand les gens tendent à équilibrer *vata*. Rapide, mouvant, froid, sec, rugueux et irrégulier, il s'équilibre par les qualités opposées. Maintenez alors une routine régulière, consommez des aliments et boissons chaudes, faites un peu d'exercice, tenez-vous au chaud, couchez-vous tôt et faites éventuellement une sieste. En général, les personnes âgées n'apprécient ni bruit, ni agitation ni contrainte excessive et elles prennent leur temps.

Avec un déséquilibre *vata* – habituel pour un type *vata* à cette période – de nombreux problèmes surviennent. *Vata* se localise sous le nombril, dans les os, le système nerveux et le sens de l'ouïe. Les gênes ressenties par les personnes âgées sont principalement des problèmes *vata* (de mouvement) à des emplacements *vata* : constipation, incontinence, problèmes de prostate, ostéoporose (légèreté et finesse des os sont des qualités *vata*), manque de mémoire, maladie d'Alzheimer, de Parkinson, attaques cérébrales et surdité.

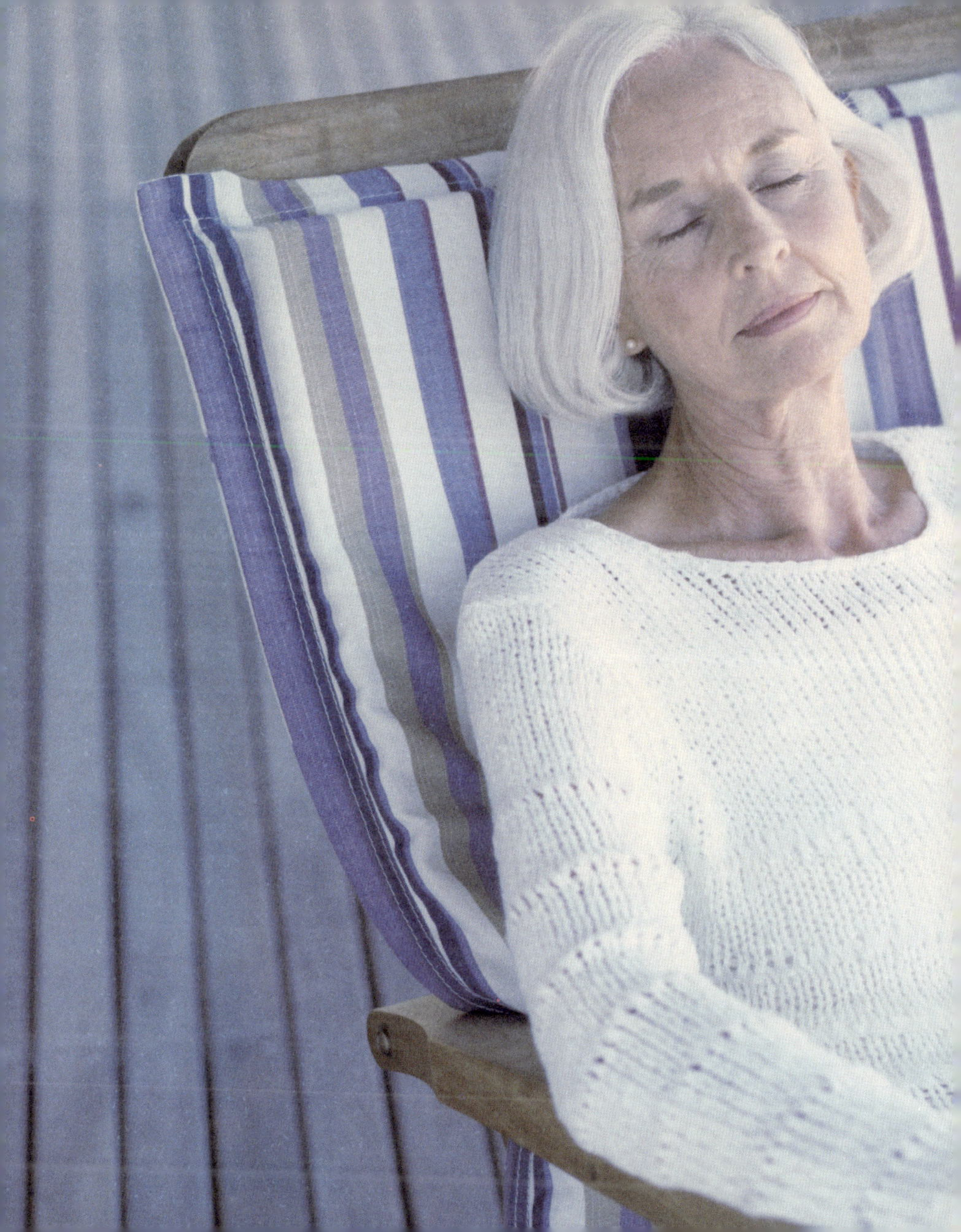

Les créatures vivantes se nourrissent d'aliments et les aliments de la pluie; la pluie même est l'eau de la vie, issue d'un culte et d'un service désintéressés.

BHAGAVAD GITA

(VIe SIECLE ANE)

On ne se baigne jamais deux fois dans le même fleuve, puisque de nouvelles eaux y circulent continuellement.

HERACLITE

(vers 540-480 ANE)

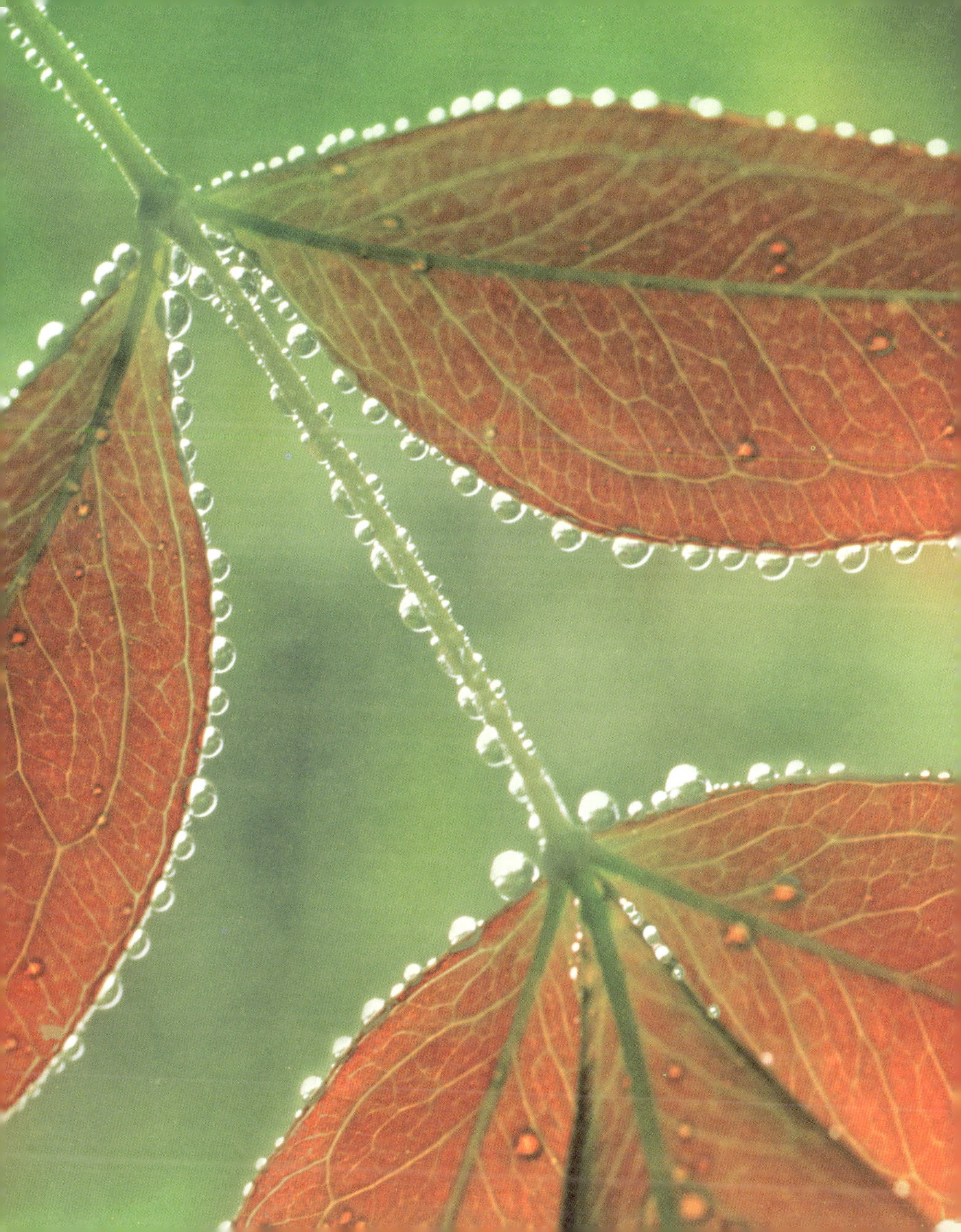

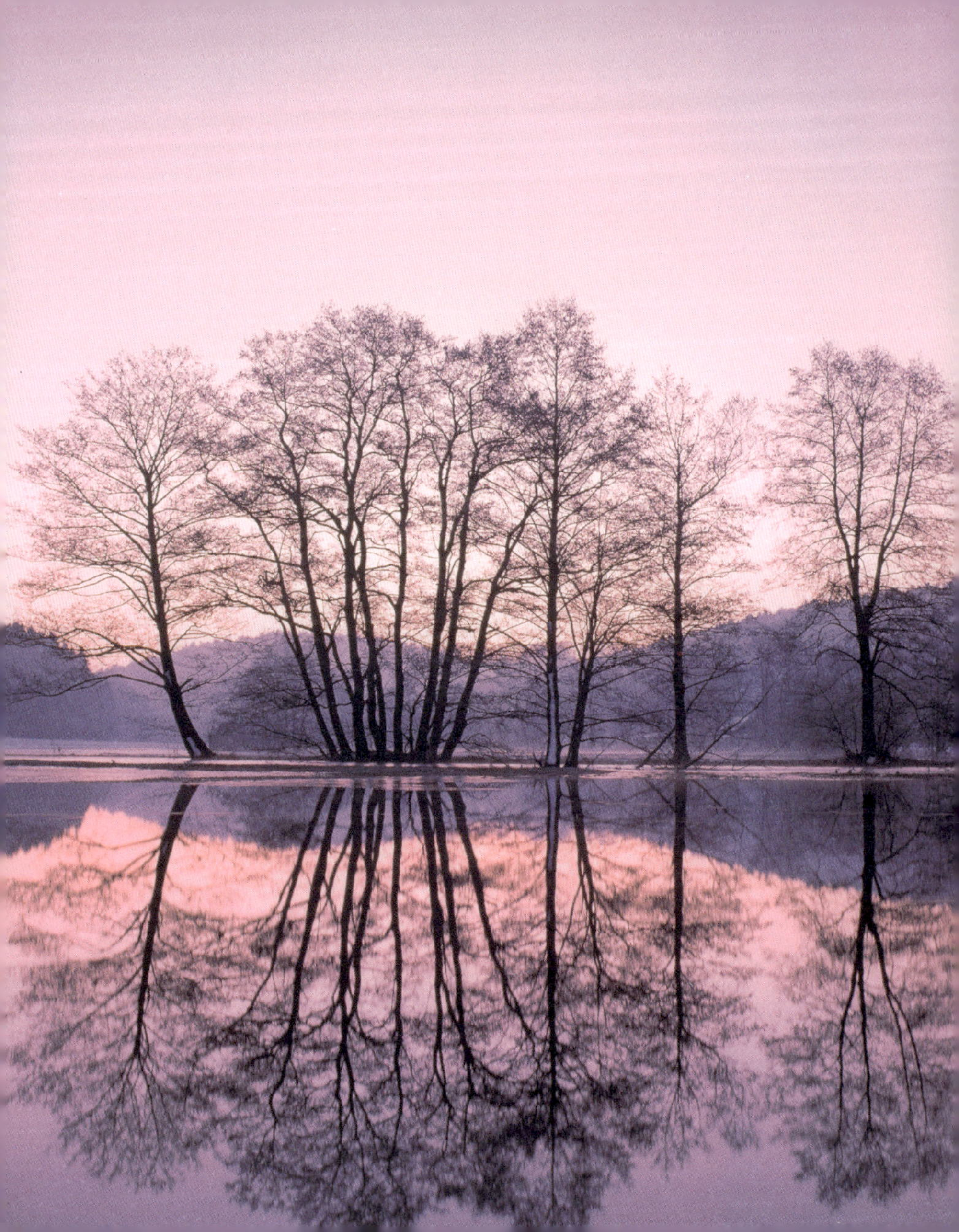

KAPHA DANS LE CYCLE DE L'ANNEE

L'ayurvéda considère l'hiver ennuyeux, humide et froid et la croissance et l'énergie du printemps comme période *kapha* de l'année puisque les qualités de l'hiver sont *kapha* et la croissance aussi une fonction de *kapha*.

Traditionnellement pendant la saison hivernale, les gens se préparaient au printemps. De nos jours, les entraînements et sports très énergiques ont toujours lieu en hiver et au printemps : haltérophilie, squash, cross et rugby. Nous éprouvons alors le besoin d'aliments et de boissons chauds pour équilibrer le froid de *kapha*. Variété et piquant dans la vie, essentiels pendant la période *kapha* de l'année, éclairent les longues journées froides.

Si vous ne privilégiez pas de telles stratégies pour réduire *kapha* en hiver, vous risquez des problèmes *kapha*, d'autant plus si votre nature est très *kapha*. Les risques encourus s'étendent de la dépression saisonnière (ou blues de l'hiver), rhumes, toux, à la prise de poids. Au printemps, le rhume des foins vous guette. Tout cela implique un déséquilibre *kapha*.

PITTA DANS LE CYCLE DE L'ANNEE

Les fêtes traditionnelles se tenaient souvent en fin de saison pour nous adapter à la saison suivante. Fête ou non, en l'espace de deux semaines, habitudes et aliments devraient changer pour correspondre à la nouvelle saison.

Bien que ce conseil ayurvédique soit rarement suivi aujourd'hui, nous admettons avoir envie d'aliments et de boissons plus frais en été. Nous souhaitons naturellement passer du temps dehors, prendre nos vacances à la mer ou au bord d'un lac. Ce désir de détente au bord de l'eau est naturel pour équilibrer *pitta*, chaud et fougueux. Or comprendre l'ayurvéda nous permet de le faire encore mieux. Par exemple, nous pouvons choisir les aliments réducteurs de *pitta* plus judicieusement.

En utilisant l'ayurvéda, nous pouvons éviter des problèmes qui risquent d'émerger vers la fin de l'été car *pitta* est en déséquilibre. Les gens *pitta* doivent en particulier veiller à maintenir leur équilibre en été, au risque de subir colère, irritabilité ou autres échauffements, mentaux ou physiques, même la fièvre, à l'automne.

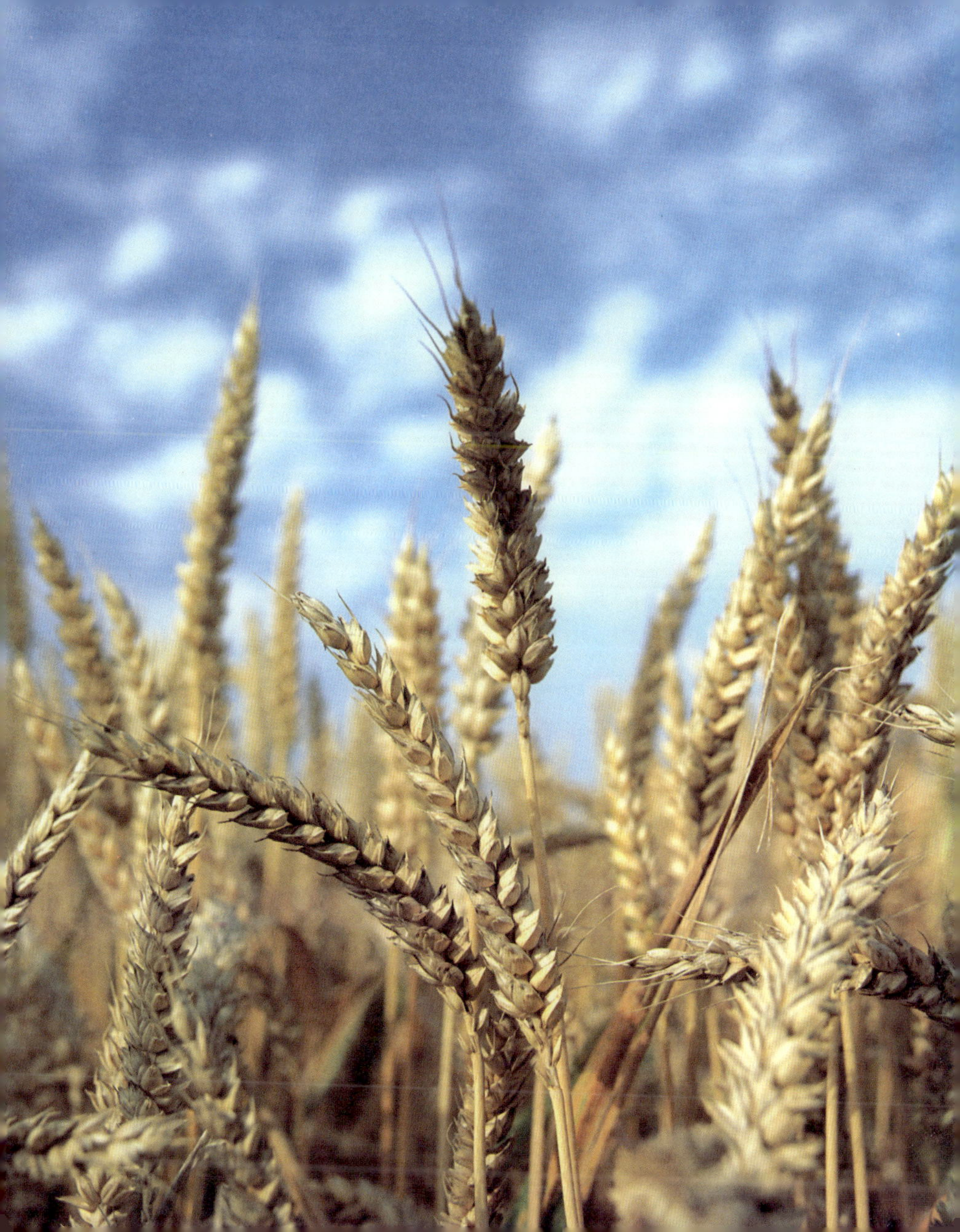

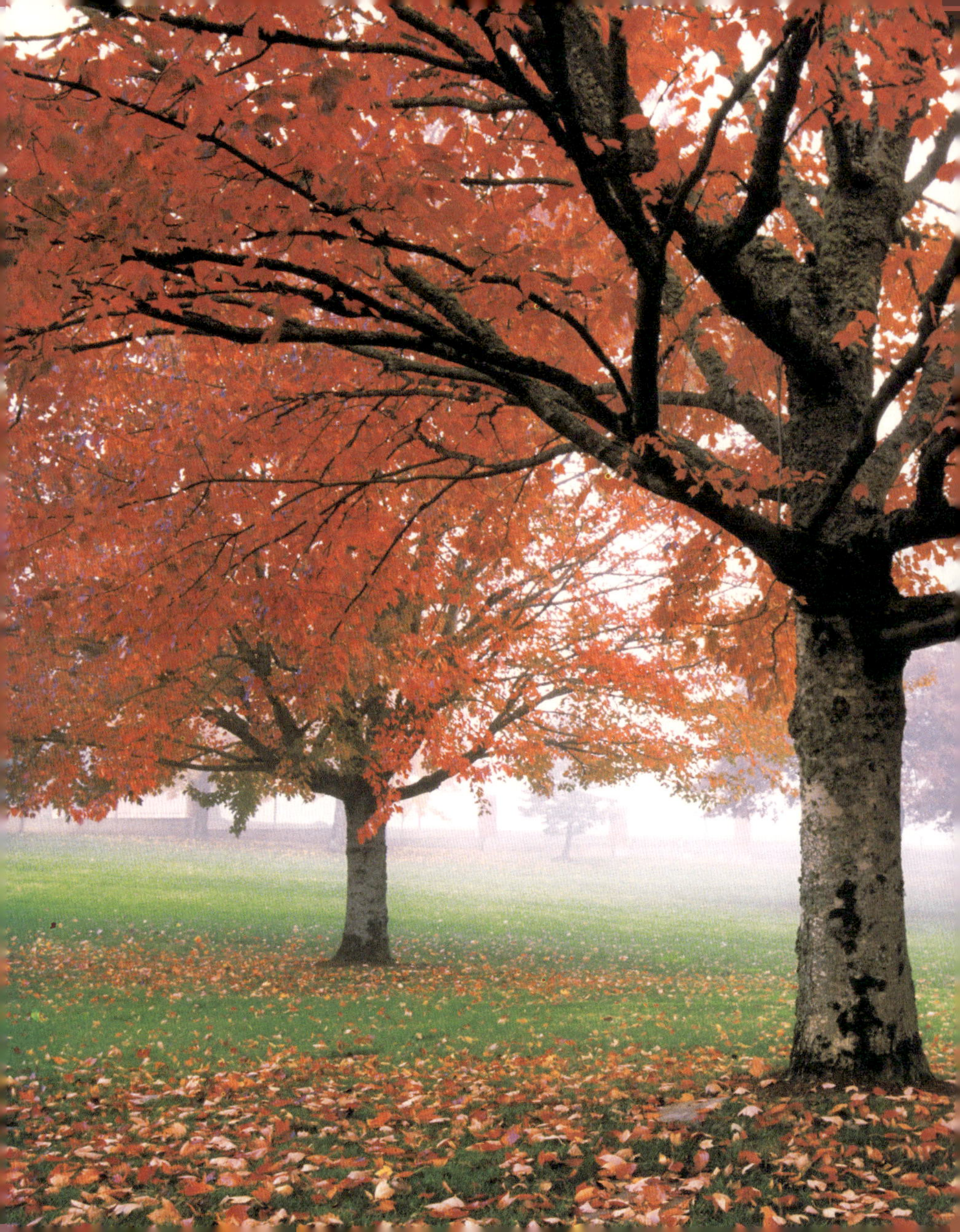

VATA DANS LE CYCLE DE L'ANNEE

A la saison *vata*, l'automne, c'est le temps de se restaurer, comme le fait la nature. *Vata* est mouvement, le repos est idéal pour son équilibre : prendre son temps, diminuer ses activités, se coucher tôt, partir en week-end, massages, bains chauds et aliments chauds et nourrissants.

Ce n'est toutefois pas ce qui se produit. Enfants et enseignants retournent à l'école. Beaucoup de gens débutent cours du soir ou nouvelle activité. Vers Noël, fêtes, achats de cadeaux et rédaction interminable de cartes nous surmènent et nous déséquilibrent. Cependant, si vous êtes équilibré, cette saison peut être merveilleuse.

Noël arrive à la fin de la saison vata pour nous rappeler d'équilibrer *vata* et de changer nos habitudes pour équilibrer *kapha* en vue de l'hiver. Chaleur, confort, famille et aliments riches influencent tous la stabilisation de *vata*. Après quelques jours de repas lourds, nous souhaitons sortir faire un peu d'exercice. Puis c'est la fête du Nouvel An. Dans cette période, nous passons ainsi de l'équilibrage de *vata* à celui de *kapha*.

LE CYCLE DE LA JOURNEE

Les qualités opposées apportent l'équilibre. L'ayurvéda nous indique comment savoir clairement ce qui nous convient à tel moment en fonction des saisons de l'année mais aussi de la période de la journée. Grâce à l'ayurvéda, nous gardons ainsi notre équilibre.

Le jour est divisé en deux cycles de 12 heures. *Kapha* apparaît de 6h à 10h du matin, puis entre 18h et 22h. *Pitta* est là de 10h à 14h et de 22h à 2h. Enfin, *vata* est présent de 14h à 18h et de nouveau de 2h à 6h. Ainsi, le jour comme la nuit, est un cycle *kapha-pitta-vata*.

Le cycle de la journée débute à 6h du matin. Cela peut en choquer certains, mais avant la génération de nos grands-parents, se lever et se coucher avec le soleil était normal.

Le rythme « circadien » inné du corps fonctionne sur un cycle d'environ 24 heures et réagit à la lumière et à l'obscurité. Beaucoup ignorent cette « horloge corporel-le » car l'électricité permet de veiller tard, d'où en contrepartie la tendance à dormir tard.

Le sommeil est comme *kapha* – lourd, lent, stable, solide et doux. Dormir, c'est donc ajouter des qualités *kapha* à une période *kapha* de la journée. Après avoir dormi tard, vous vous sentez lourd et apathique parce que votre *kapha* est déséquilibré. Dormir dans la journée a tendance à augmenter le déséquilibre de *kapha*. Comme *kapha* est fort le matin et le soir, mieux vaut manger léger à ces moments-là. La digestion s'éveille lentement le matin et le corps ralentit le soir pour se préparer au sommeil. Trop manger à ces moments perturbe la digestion.

Pitta apparaît en milieu de journée quand le soleil est haut. A ce moment, l'élément feu est fort dans la nature, et le feu transforme. Notre feu digestif est le plus fort à midi, raison pour laquelle c'est le moment traditionnel du repas. Sauf dans les climats très chauds, où l'intensité du soleil affaiblit les gens, manger le repas principal est idéal à midi et apaise *pitta*.

De 14h à 18h, c'est la période *vata* de la journée, le moment de prendre son temps. Si vata est équilibré, c'est un bon moment pour le travail mental. Si *vata* est en déséquilibre, baisse d'énergie ou fatigue sont probables.

LE CYCLE DE LA NUIT

De 18h à 22h, c'est la période *kapha*, un temps pour ralentir, manger léger et se préparer au sommeil. *Pitta* apparaît entre 22h et 2h et sa fonction de transformation a pour but de soigner après les activités diurnes. C'est le temps de se restaurer, rétablir les énergies, évacuer les toxines et remplacer les structures altérées du corps. C'est ce qui se produit quand nous dormons à ce moment. Les gens avec un fort *pitta* ont tendance à veiller tard et à avoir plus d'énergie quand ils sentent que *pitta* s'élève. Aller au lit avant 22h maintient toutefois *pitta* en meilleur équilibre.

Entre 2h et 6h, *Vata* active l'esprit même pendant le sommeil, quand on rêve. C'est le moment pour l'esprit de se régénérer, comme l'a fait le corps à la période *pitta*. Pendant cette période d'activité paisible, on organise les expériences de la journée, consolide les souvenirs et rafraîchit l'esprit pour la journée suivante. Si *vata* est déséquilibré, vous serez éveillé à 4h et ne pourrez vous rendormir qu'après 6h, lors de la période *kapha*.

CYCLES SAINS

Les cycles s'enchaînent et nous ressentons leurs qualités variables. Choisir les choses appropriées pour équilibrer ces périodes de changement nous garde en forme et heureux. Ignorer les effets ou choisir de faire des choses avec insouciance nous en fait subir les conséquences.

Etre conscient de cela peut améliorer la vie des gens. Ainsi, beaucoup souffrent de problèmes *vata* : anxiété, insomnie, douleurs et maux, mais ils continuent à dérégler vata par un régime totalement inadapté : se précipiter, sauter des repas, se coucher tard. L'insomnie ne se traite pas au moment de dormir mais pendant la journée. En gardant vata équilibré entre 14h et 18h, il ne sera pas trop excité au point de vous réveiller entre 2h et 6h.

Le secret, c'est de connaître son état de *vata*, *pitta* et *kapha*. Par exemple, votre *kapha* peut nécessiter de l'attention car il a tendance au déséquilibre ou prédomine dans votre nature. Evitez alors les levers tardifs et de trop manger la nuit, veillez à faire du sport et à manger des aliments réducteurs de *kapha* spécialement en hiver. Si *pitta* requiert un équilibrage, vous devrez avoir un bon déjeuner, une heure de coucher raisonnable et plus vous détendre en été. Une nature *vata* a besoin d'habitudes régulières pour le coucher et les repas et de beaucoup de sommeil, en particulier en automne.

Ce n'est pas difficile de changer ces vieilles habitudes si elles ne vous convenaient pas vraiment. Nous aimons en général faire ce qui nous fait du bien. Reprendre l'ancien schéma ramènerait l'inconfort, c'est donc motivant.

Un ordinateur est fourni avec un long mode d'emploi, mais le corps est une machine encore plus sophistiquée et le mode d'emploi est à l'intérieur. Lorsqu'on a la santé, il est facile de reconnaître ce qui ne nous convient pas. On se sent et fonctionne mieux lorsqu'on vit en accord avec sa nature. Cependant, lorsqu'on tombe malade, on perd cette intuition et on ne sait plus ce dont on a besoin. Vivre contre sa nature entraîne soucis et maladie.

Lorsqu'on est malade, l'ayurvéda nous aide à savoir comment guérir. Lorsqu'on se sent bien, il encourage un style de vie qui rajeunit sans cesse.

VOTRE DEFI

Pour être en meilleure santé, vous devez savoir quoi faire. C'est ce que vous propose la « connaissance de la vie », l'ayurvéda. Vous en savez maintenant plus sur cette science. Pour une aide précise et plus détaillée, consultez un praticien d'ayurvéda qualifié.

La plupart des personnes auront reconnu que certains changements de base peuvent améliorer leur santé. Il y a des choses que vous savez devoir faire. Mais savoir ne suffit pas. Si vous savez que vous êtes *kapha*, arrêtez de vous goinfrer et d'ignorer le sport. Si vous êtes *vata*, arrêtez de vous surmener et d'avoir une vie irrégulière. Savoir que vous êtes *pitta* devrait vous inciter à ne plus tant travailler sur une courte période et à ne plus manger d'aliments chauffants.

Vous devez véritablement effectuer ces changements pour en ressentir les bienfaits, or faire des changements peut s'avérer un défi. J'espère que les idées enseignées par l'ayurvéda vous motiveront à relever ce défi. Vous pouvez améliorer votre santé, alors faites-le !

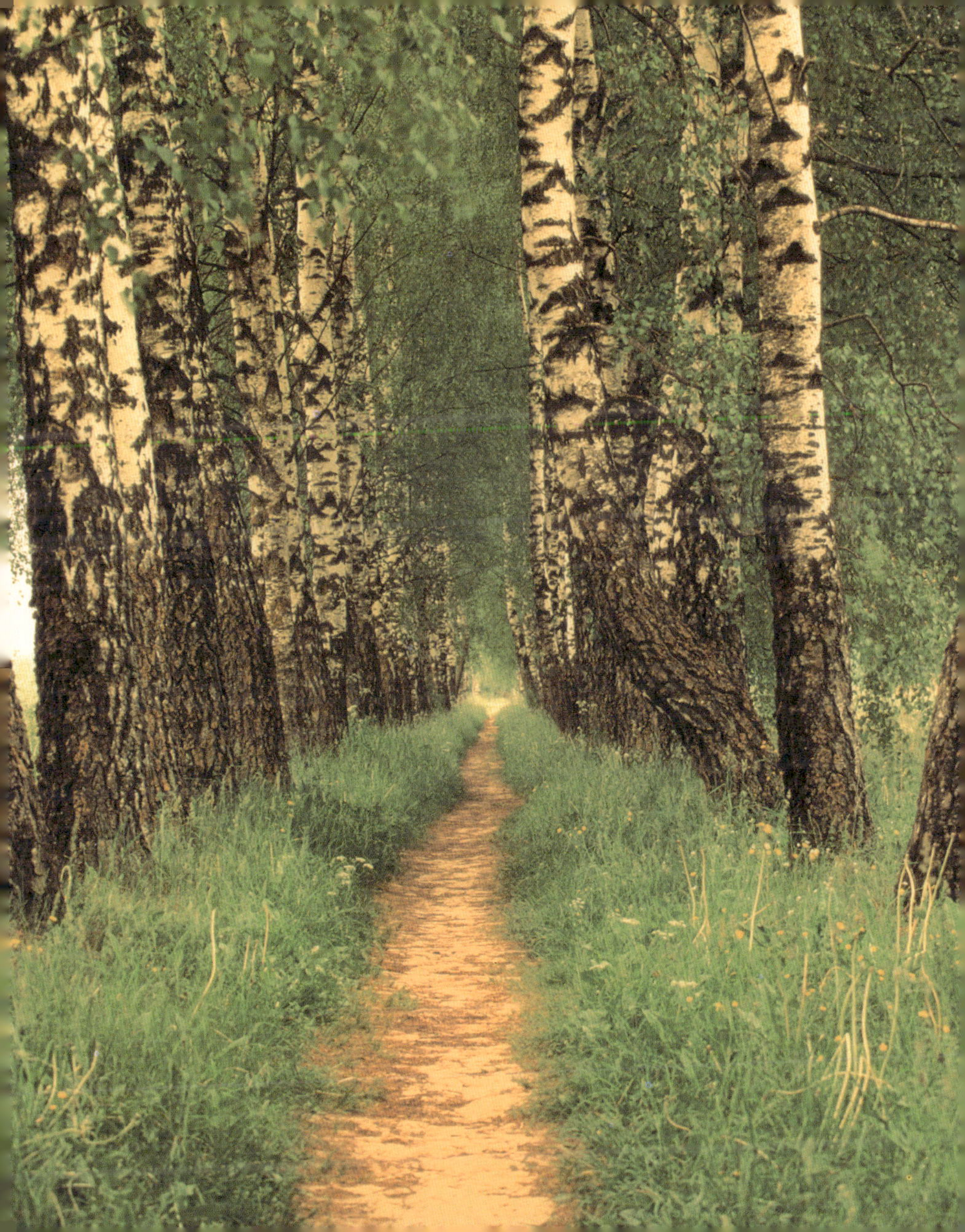

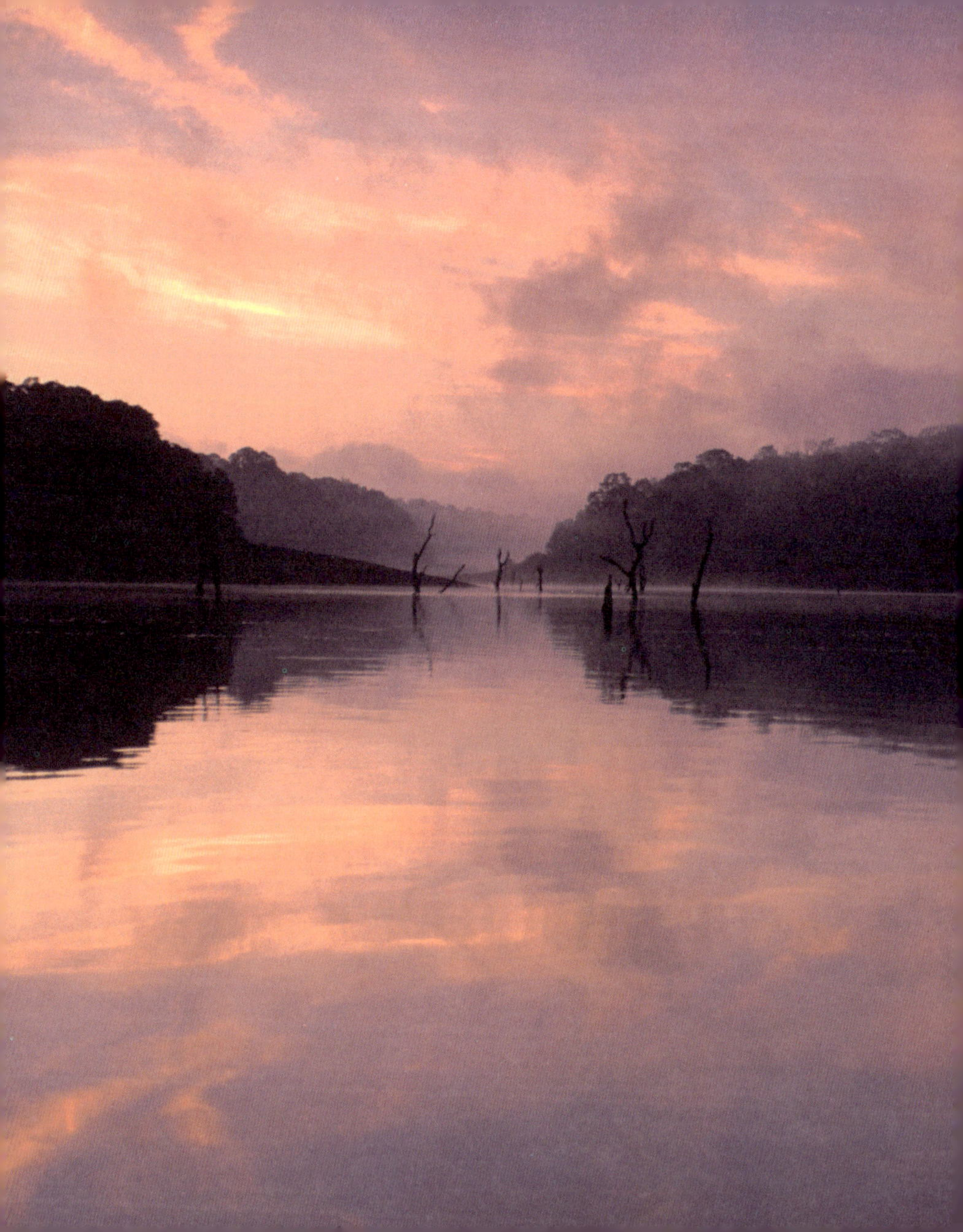

Votre maison chérie est en vous ;
Elle contient tout ce dont vous avez besoin.

HUI-HAI

(720-814)

La vie n'est pas seulement d'être vivant,
mais d'être bien.

MARCUS VALERIUS MARTIAL

(vers 40-103 ANE)

INDEX

agnis, 62–63
air, 21, 23
aliments, 27, 28–29, 30, 93, 115
  apprécier, 66
  bons, 64–65
  choisir, 69
ama, 84–85
amour, 15, 30, 40, 93, 95
  de soi, 96–97
Amrut Kalash, 89
architecture, 12
Ashoka, 10–11
Ashwagandha, 88
astrologie, 12

boire et boissons, 66, 73
Brahmi, 88

cinq éléments, 21, 23, 24
cinq sens, 21, 24
compassion, 48
connaissance de la vie, 16
cycle
  de l'année, 111–115
  de la journée, 116–117
  de la nuit, 118

déséquilibre, 27, 58–59, 78, 101, 116–117, 118, 120
  kapha, 56, 111
  pitta, 55, 105, 112
  vata, 52, 70, 106, 115
  voir aussi équilibre
dhatus, 28
digestion, 62–63, 64–65, 66, 84
doshas, 34–60, 82, 86
  maladie et, 78

eau, 20, 23
éléments, 21, 23, 24
endurance et force
  kapha, 48, 74
  pitta, 46, 72
  vata, 44, 70
équilibre, 15, 16, 30, 34–35, 58–59, 81, 94–95, 100–101, 116–117, 118, 120
  kapha, 56, 74, 102, 111
  pitta, 55, 105, 112
  vata, 52, 86, 106, 115
  voir aussi déséquilibre
épices, 66, 69, 93
  ama et, 84–85
espace, 21, 23
esprit-corps, 24, 82, 84, 86
esprit, santé de l', 30, 92
exercice
  ama et, 84–85
  types *kapha*, 74
  types *pitta*, 73
  types *vata*, 70

feu, 21, 23, 38
force *voir* endurance

Ghandharva-veda, 12
goût, 20, 40, 66, 68
guérison, philosophie ayurvédique et, 24
Guggulu, 88

histoire, 10–11

Jyotish-veda, 12

kapha, 15, 21, 23, 24, 30, 34–5, 81, 84, 89,94, 100–101, 115, 122
  cycle de l'année, 111
  cycle de la journée, 116–117
  cycle de la nuit, 118
  cycle de la vie, 102
  cycles sains, 120–121
  définition, 40
  déséquilibre, 56
  équilibre, 56
  exercice, 74
  massage et, 86
  personne, 48
  régime, 69
  types combinés, 58–59

maladie
  consulter un praticien, 81
  stades, 78
  traitements, 82–83
massage, 52, 70, 73, 85, 86
mécanique quantique, 23
médecine
  Ayurvéda et, 78, 82–83

phytothérapie, 88–89
méditation transcendantale, 27, 97
métabolisme, 30, 62–63, 89
bonne digestion, 64–65
d'une personne kapha, 48
moi, 24, 94, 97
mouvement, 36, 44
musique, 12

nature
comprendre votre, 58–59
fidèle à votre, 30, 101, 120–121

odorat, 21, 40

panchakarma, 27, 83, 85
pensées, 96
philosophie védique, 12
pitta, 15, 21, 23, 24, 30, 34–35, 58–59, 81, 82, 84, 89, 94, 100–101, 122
cycle de l'année, 112
cycle de la journée, 116–117
cycle de la nuit, 118
cycle de la vie, 105
cycles sains, 120–121
définition, 39
déséquilibre, 55
équilibre, 55
exercice, 73
massage et, 86
personne, 46
régime, 69
plantes, 88–89
praticien, consultation avec, 81
problèmes de poids, 64

qualités, 16

rajas, 93
repas voir aliments
Rig-Veda, 10
rythme cyclique, 100–122

santé
concept ayurvédique de, 30
créer, 28–29
digestion et, 64–65
mentale, 93
philosophie ayurvédique et, 24
praticiens, 81
traitements, 82–83
voie de la, 62–63
sattva, 93
se nourrir soi-même, 96–97
sens, 21, 24, 30, 36
sport
types *kapha*, 74
types *pitta*, 73
types *vata*, 70
Stapathya-veda, 12
swastha, 94–95

tamas, 93
terre, 21, 22
thérapies ayurvédiques, 27
toniques, 88–89
toxines, élimination des, 27, 83, 84–85, 118
traitements, 82–83, 85
type
pitta-kapha, 58
vata-pitta, 58–59
vata-pitta-kapha, 58

vaidya, 11, 27, 81, 83, 88
vata, 15, 21, 23, 24, 30, 34–35, 40, 81, 84, 89, 94, 100–101, 102, 122
cycle de l'année, 115
cycle de la journée, 116–117
cycle de la nuit, 118
cycle de la vie, 106
cycles sains, 120–121
définition, 36
déséquilibre, 52
équilibre, 52
exercice, 70
massage et, 86
personne, 45
régime, 69
vent, 36

CREDITS PHOTOGRAPHIQUES/REMERCIEMENTS

Crédits photographiques

L'éditeur aimerait remercier les personnes et les bibliothèques de photographies suivantes pour leur avoir donné la permission de reproduire leurs documents. Le plus grand soin a été apporté pour retrouver les détenteurs de copyright. Si nous avons cependant omis des personnes, nous nous en excusons et nous effectuerons les corrections nécessaires dans toute édition future.

Page 1 BM/Prod/Getty Images; **2** Dinodia Photo Library; **13** A Green/Zefa /Corbis; **17** G. Kalt/Zefa/Corbis; **19** P. Dyballa/Zefa/Corbis; **20** Macduff Everton/Corbis; **22** Mehau Kulyk/ Science Photo Library; **25** Laureen March/Corbis; **26** BM/Prod/Getty Images; **31** A. Inden/Zefa/Corbis; **33** A Green/Zefa/Corbis; **37** Trevor Mein/Stone/Getty Images; **38** Corbis; **41** Roland Gerth/Zefa/Corbis; **43** Sasha/Photonica/Getty Images; **44** Henning Von Holleben/Photonica/Getty Images; **47** Jim Erickson/Corbis; **49** Jonathan Knowles/Photonica/Getty Images; **50** Eric Meola/Image Bank/Getty Images; **53** Steve Cole/Image Bank/Getty Images; **54** Uwe Krejci/Stone/Getty Images; 57 Reg Charity/Corbis; **61** Catherine Karnow/ Corbis; **67** LWA-Stephen Welstead/Zefa/Corbis; **71** Jeremy Maude/Digital Vision/Getty Images; **72** Surfpix; **75** John Terence Turner/Taxi/Getty Images; **76** Envision/Corbis; **79** Getty Images; **80** James Day/ Photonica/Getty Images; **91** Bruce Burkhardt/Corbis; **92** Laurence Monneret/Stone/Getty Images; **98** Alan.P. Barnes/Taxi/Getty Images; **103** Altrendo Images/Getty Images; **104** John Henley/Corbis; **107** Cheque/Corbis; **109** Michael Orton/Photographer's Choice/Getty Images; **110** H. Kehrer/Zefa/Corbis; **113** G. Rossenbach/Zefa/Corbis; **114** Craig Tuttle/Corbis; **119** Charles Kreb/Corbis; **123** TETSU/Getty Images; **124** Frans Lanting/Corbis

Remerciements de l'auteur

Yogi Maharishi Mahesh est un scientifique éminent dans le domaine de la conscience. Il est connu pour avoir relancer l'intérêt pour la méditation dans le monde en introduisant la méditation transcendantale dans les années 1950. Il poursuit son œuvre en ravivant et disséminant les différentes sciences de l'ancienne tradition védique, dont l'ayurvéda. Pour de plus amples informations, veuillez consulter l'adresse www.mapi.com.

Maharishi était mon professeur et il a aussi fait le nécessaire pour que je vive et étudie auprès des Dr Subhedar, Dr C.P. Shukla et Dr Hanumanth Rao. Ces vingt dernières années, Dr Raju a été un professeur érudit et compatissant. De nombreux autres praticiens ayurvédiques m'ont instruit et inspiré et je rends hommage à leur sagesse et à leur amour.

De nombreux professeurs de méditation transcendantale m'ont offert leur soutien au cours des années en répandant la sagesse de l'ayurvéda. C'est une joie de travailler avec Paul et Sarah Matthews. Je les remercie tous pour leur aide et leur soutien.

Grace Cheetham des éditions Duncan Baird Publishers est d'une force et d'une initiative incroyables, je la remercie elle et son équipe pour leurs conseils.

Enfin, c'est de ses propres patients qu'un médecin en apprend le plus. Je leur dédicace ce livre, avec l'espoir de les aider et de vous aider à vivre en meilleure santé.